畫讀懂

如何跟失智者零障礙溝通

了解失智者怎麼看世界，
就知道該怎麼與他相處

マンガでわかる 認知症の人の心の中が見える本

物理治療師
失智症預防及照護專家
川畑 智

淺田亞瑟——繪　汪佳穎——譯

前言「這裡是膝蓋！」

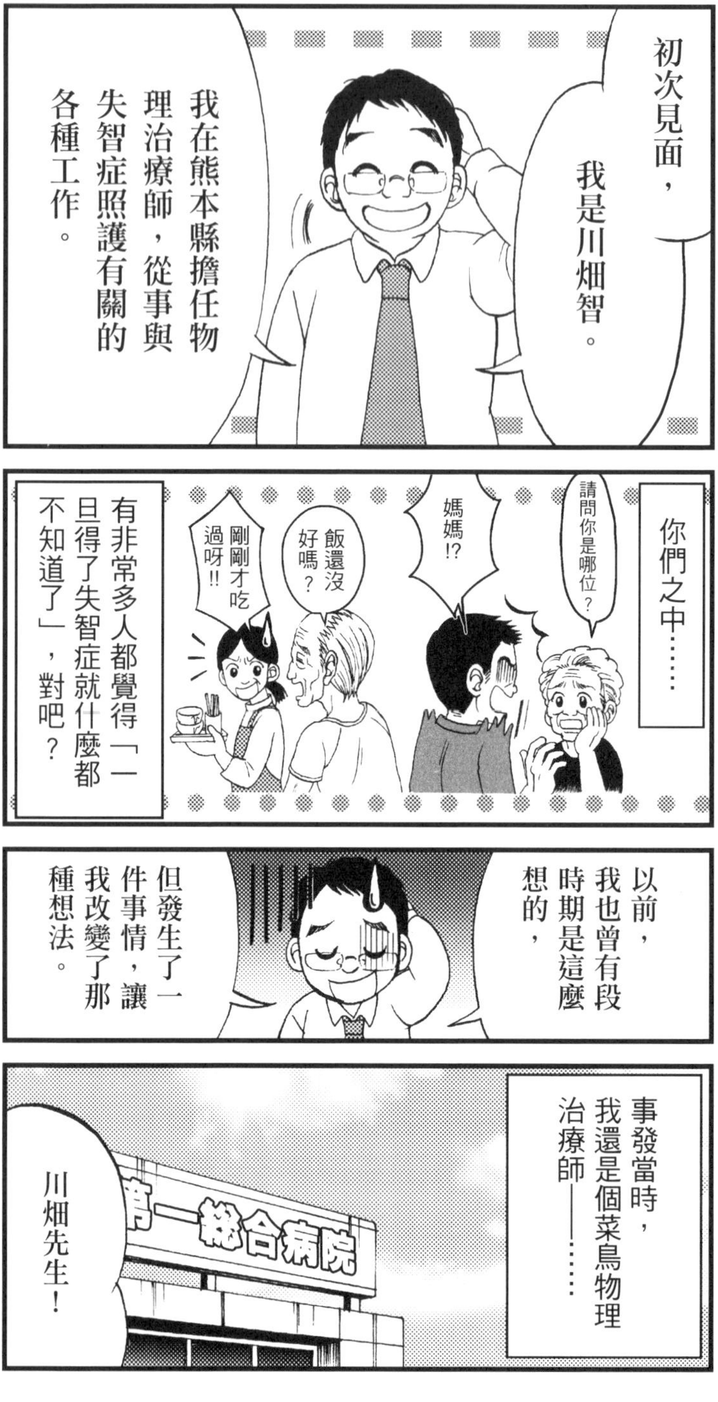

初次見面，我是川畑智。
我在熊本縣擔任物理治療師，從事與失智症照護有關的各種工作。
你們之中……
請問你是哪位？
媽媽!?
飯還沒好嗎？
剛剛才吃過呀!!
有非常多人都覺得「一旦得了失智症就什麼都不知道了」，對吧？
以前，我也曾有段時期是這麼想的，
但發生了一件事情，讓我改變了那種想法。
事發當時，我還是個菜鳥物理治療師——……
一総合病院
川畑先生！

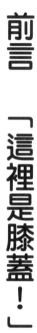

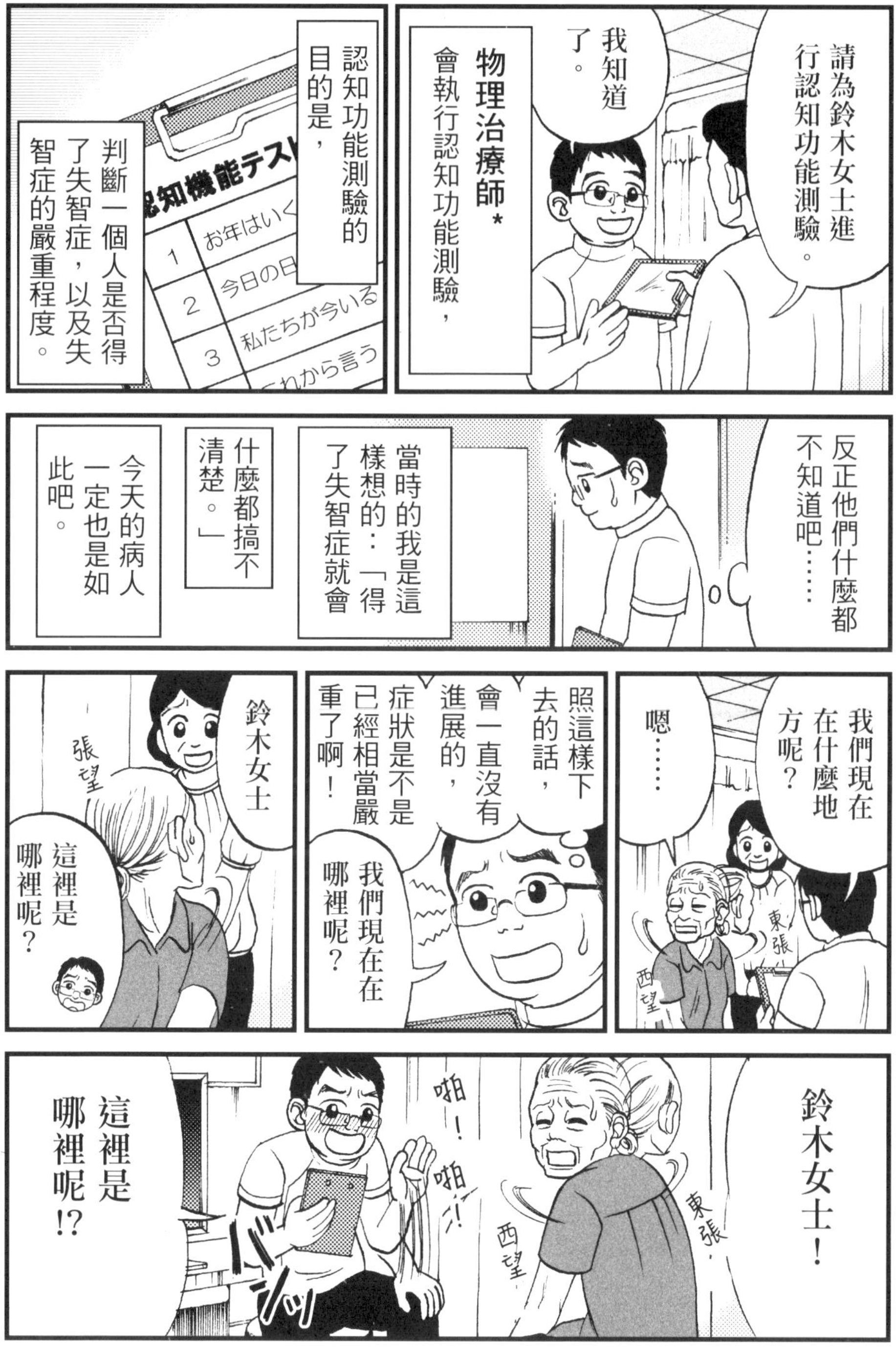

*在台灣，MMSE是由臨床心理師進行。

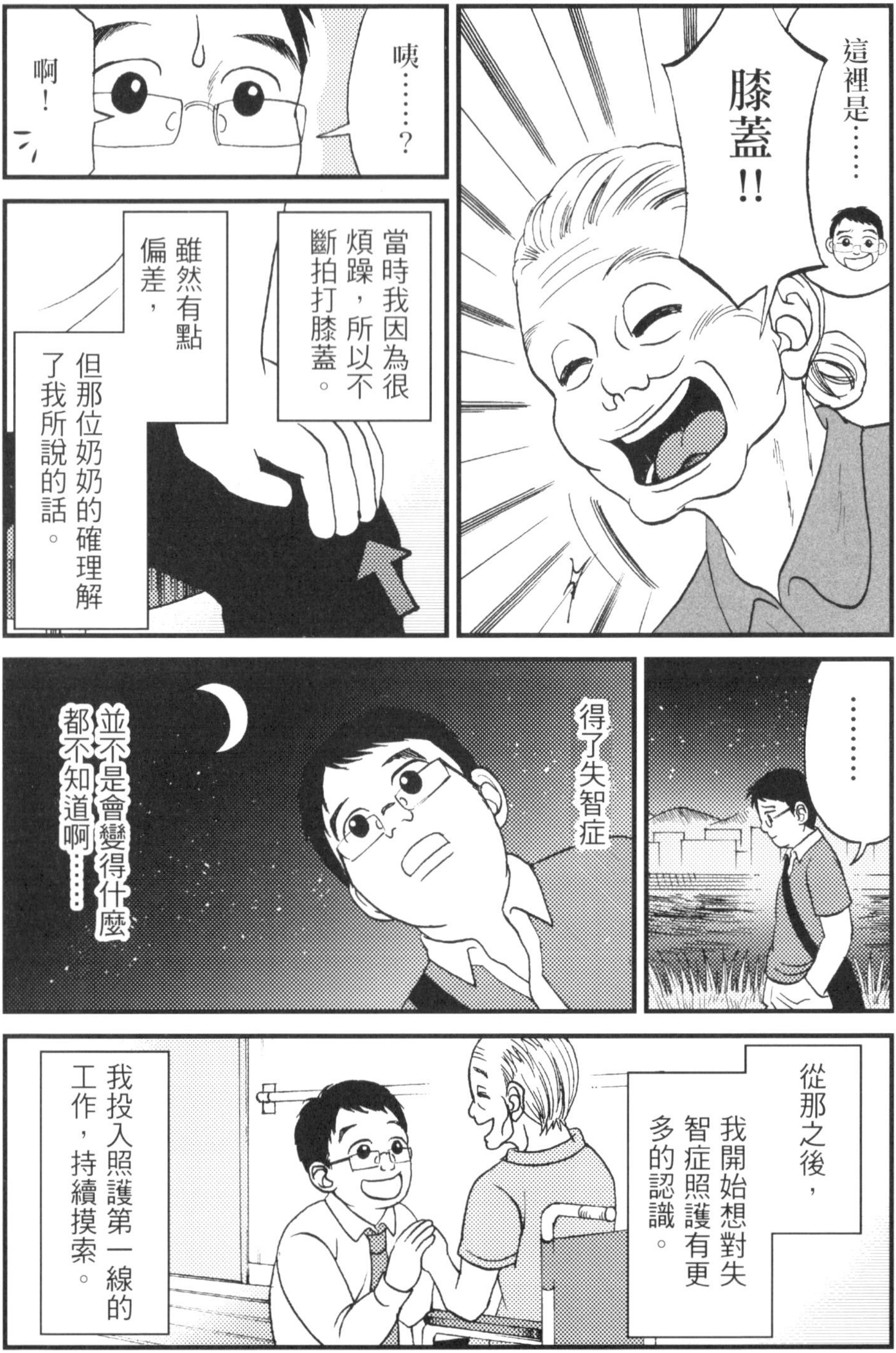
這裡是……
膝蓋!!
咦……?
啊!
當時我因為很煩躁，所以不斷拍打膝蓋。
雖然有點偏差，
但那位奶奶的確理解了我所說的話。
……
得了失智症
並不是會變得什麼都不知道啊……
從那之後，
我開始想對失智症照護有更多的認識。
我投入照護第一線的工作，持續摸索。

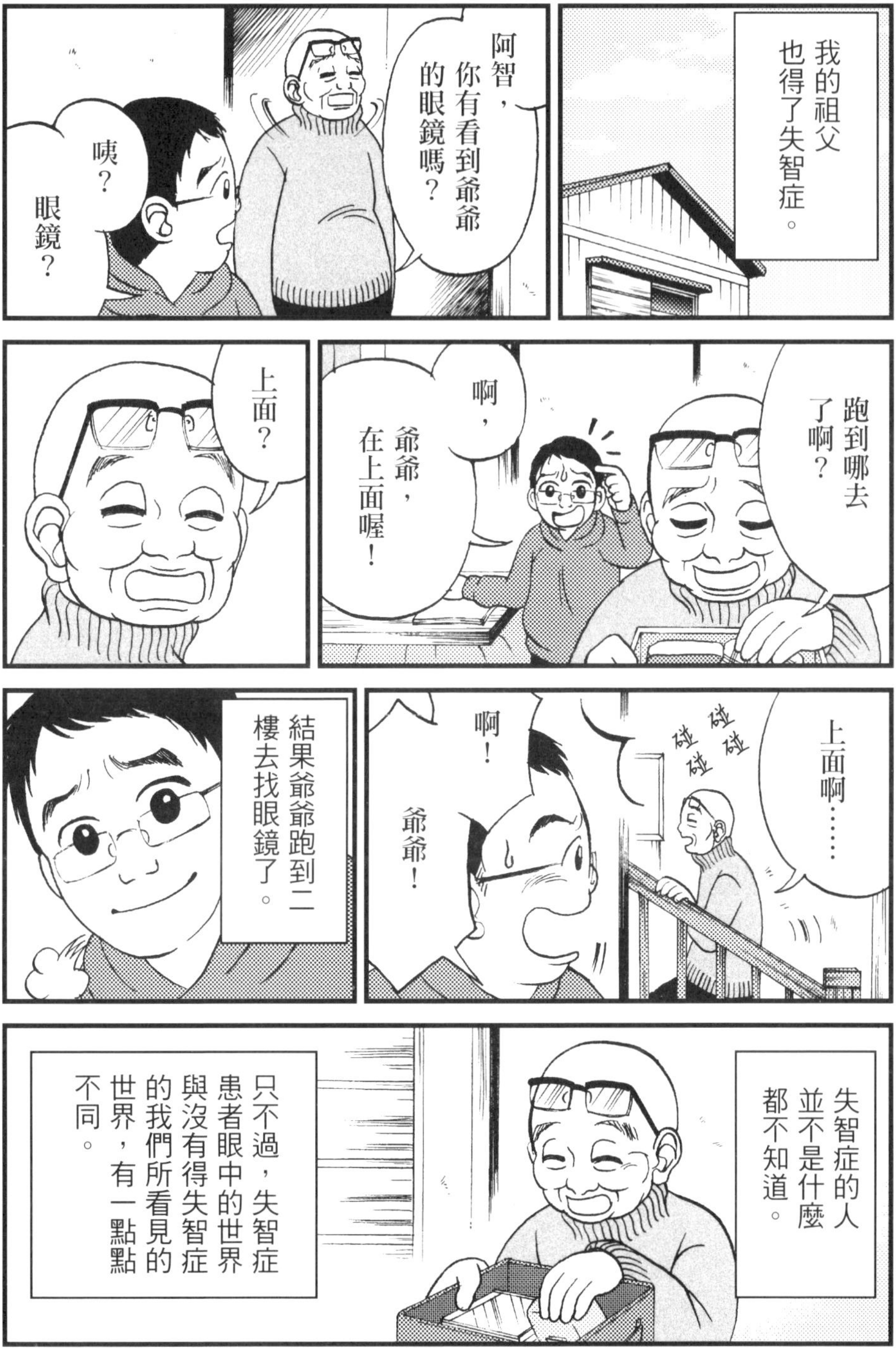
我的祖父也得了失智症。
阿智，你有看到爺爺的眼鏡嗎？
咦？眼鏡？
跑到哪去了啊？
啊，爺爺，在上面喔！
上面？
上面啊……
碰碰碰碰
啊！爺爺！
結果爺爺跑到二樓去找眼鏡了。
失智症的人並不是什麼都不知道。
只不過，失智症患者眼中的世界與沒有得失智症的我們所看見的世界，有一點點不同。

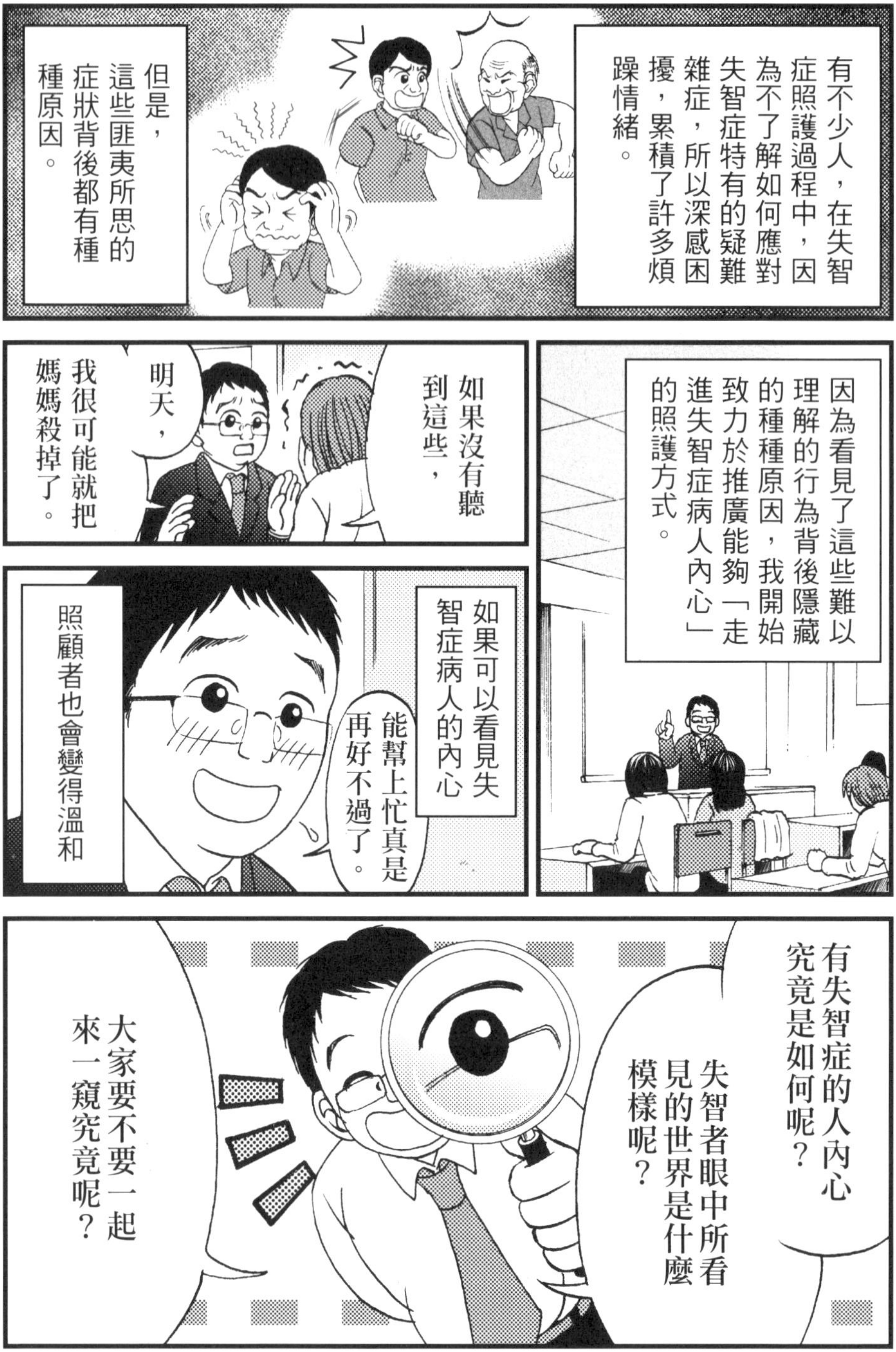
有不少人，在失智症照護過程中，因為不了解如何應對失智症特有的疑難雜症，所以深感困擾，累積了許多煩躁情緒。
但是，這些匪夷所思的症狀背後都有種種原因。
因為看見了這些難以理解的行為背後隱藏的種種原因，我開始致力於推廣能夠「走進失智症病人內心」的照護方式。
如果沒有聽到這些，
明天，
我很可能就把媽媽殺掉了。
如果可以看見失智症病人的內心
能幫上忙真是再好不過了。
照顧者也會變得溫和
有失智症的人內心究竟是如何呢？
失智者眼中所看見的世界是什麼模樣呢？
大家要不要一起來一窺究竟呢？

引言

一旦得了失智症，就會經常發生才剛吃完飯卻又說「飯還沒做好嗎」、明明是大熱天卻穿了許多層外套、莫名為了小事而突然發怒、明明在家卻說「要回自己家」，諸如此類的事，從身邊的人看來，這些乍看難以理解的行為、話語很引人側目。自己重要的親人出現這樣的行為與話語，對家人來說是非常大的壓力。而家人會為此感到焦慮煩躁、成天陷入悲傷的情緒，也是非常正常的事。

像這樣無法看見病人內心，為失智症煩惱的家庭非常多。其中，甚至有人對罹患失智症的父母充滿恨意，發生虐待這類讓人不忍直視的悲慘事件。但是，沒有人會想憎恨自己的父母吧？

從以前到現在，我以物理治療師的身分與許多失智症病人相處過，同時探索著失智症病人的心理狀態。從中我理解到，失智症病人其實一直感到不安、恐懼、孤獨，並且總是活在混亂之中。而在那混亂之中，他們努力地「想不給身邊的人帶來困擾」、「想要記住」，比誰都更認真地「想要記住」事情。

一旦罹患失智症就會重複出現「不記得」、「不知道自己在哪裡」、「認不出眼前的人」的狀況，在當下，病人自己會覺得「有哪裡怪怪的」。他們會記下這股不安的感覺，這對失智症來說很普遍。他們會想回到以前能夠「理所當然做到」、「輕鬆地理解事情」的時候，追逐著以前的自己，一邊抱著「想維持自尊心」的想法，想東想西、困惑地徘徊、情緒低落、憤怒等等，用盡一切方法，努力想要回到「做得到」、「能夠理解」的狀態。失智症病人總是抱著不安，也因此會產生讓照護者困擾的難解話語與行為、甚至言語暴力，對照顧者的幫助出現抗拒的精神行為症狀（BPSD）等等，但是，這些行為也代表著他們正在用自己的方式，持續努力著、苦惱著。

而且，失智者眼中所看見的世界，與沒有失智症的我們看見的世界，有著些許不同。例如，詢問八、九十歲失智症病人的年齡時，經常有人會回答自己四十歲，認為自己更年輕的人也大有人在。因為「定向感障礙」，他們不擅長掌握自己所在的地方、日期、時間，也變得搞不清楚自己的年紀。

失智症的人內心在想些什麼？他們看到的世界是什麼模樣？如果在與失智症病人相處時，不考慮這些問題，就沒辦法將失智症病人的「不安」拭去，既有的不安會累積成「不滿」，而引發對身邊人的「不信任」，最終演變成「不穩定」，變成「心情不平靜」，失智症的症狀就會愈來愈惡化。

失智症患者做出旁人難以理解的行動與話語，並不是沒有原因。更應該說是，失智症病人其實竭盡全力地在思考、努力著。如果我們去想像失智症的世界，並看見他們的內心，就會理解到，那些難解的行動背後都隱藏著原因與意義。如果了解原因，照顧者的心理負擔也會減輕，便能夠更溫柔地對待失智症病人。

本書以我從業至今照護失智症病人的經驗為基礎，用漫畫的方式，介紹因為看見失智症病人的內心，而能做到良好照護的案例。沒有失智症的我們，如果能夠去想像失智症患者眼中的世界，消除他們的不安，就是往「優秀的照護」踏出了第一步吧。

Re學股份公司　代表董事　物理治療師

川畑智

目次

第2章

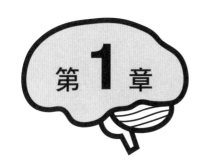

第1章

到失智症的世界一探究竟吧

認識失智症的世界，就能掌握良好照護的本質

在第一章，我們會用漫畫來介紹失智症患者經常出現的典型症狀，並用簡單易懂的方式說明「失智症病人所看見的世界」與「家人或照護者所看見的世界」有哪些不同。在各個情境說明之後，針對每個症狀都會有詳細的解說。

本書試著描寫出「失智症病人所看見的世界」，讀完你就會明白，失智症病人的心中其實一直存在著困惑，總是被不安與孤獨感所困；你也會知道，他們一直在努力克服失智症帶來的種種困難。只要理解他們的這層心理，我們就能掌握許多應對的方法，並提升照護的品質。

在失智症的照護中，最重要的是能讓病人感到安心。如果願意去想像病人在想些什麼、想要什麼，你就會變得能夠去思考什麼樣的應對方式才能讓病人感到安心。當病人覺得安心，他們的症狀就會緩和下來，如此也能減輕照顧者的負擔，這對失智症病人與照顧者雙方都是好事。

不過，失智症的症狀表現與每個人的心理狀態、生活歷程、性格等等有著複雜的關聯，即使生活在同一個世界，對每個失智症病人來說，適合的應對方式還是因人而異。失智症的

問題，沒有「絕對的答案」。透過漫畫，你會更能掌握照顧病人的關鍵方法，而這之後，還要用謹慎的心態觀察病人的行為、靈活地思考適合的應對方式，最重要的是，要讓病人能夠打從心底感到安心。

在第一章登場的失智症病人

●聽子小姐（78歲）

有忘東忘西的症狀，算數有困難。

➡在症狀一、五、六登場

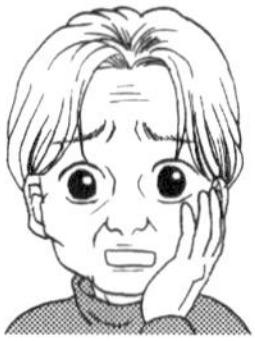

●和子小姐（80歲）

主要症狀是定向感障礙。比較難聽懂別人的話，本人也為此苦惱。

➡在症狀三、四、八登場

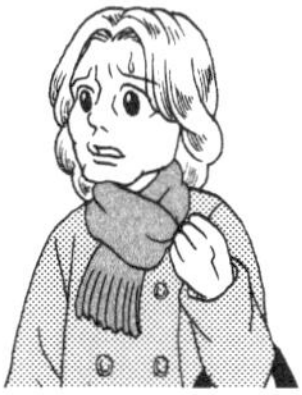

●芳雄先生（82歲）

對於場所與時間有定向感障礙。沒辦法將想說的話如實表達，並因此而煩惱。

➡在症狀二、七登場

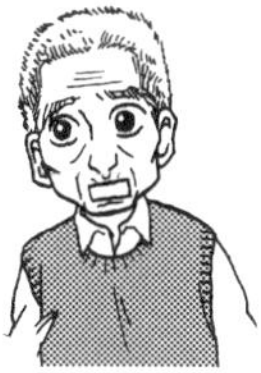

●春江小姐（85歲）

因為路易氏體失智症，所以會出現幻覺、錯覺，也有行動退化的症狀。

➡在症狀九、十登場

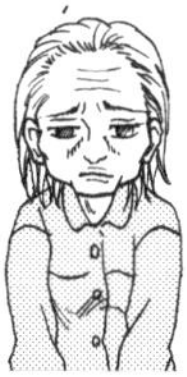

◆家人或照顧者的視角◆

症狀1 老是重複詢問同一件事情～短期記憶的退化～

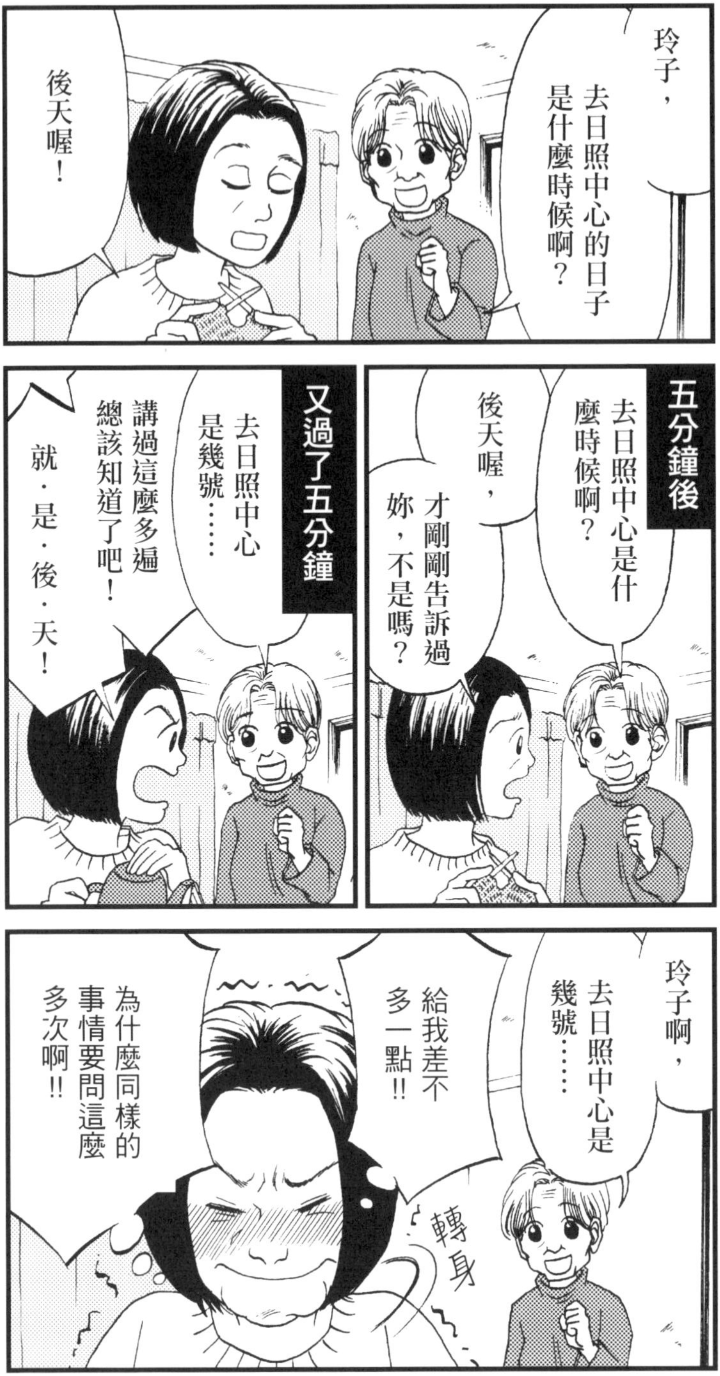

玲子，去日照中心的日子是什麼時候啊？
後天喔！
五分鐘後
去日照中心是什麼時候啊？
後天喔，才剛剛告訴過妳，不是嗎？
又過了五分鐘
去日照中心是幾號……
講過這麼多遍總該知道了吧！
就・是・後・天！
玲子啊，去日照中心是幾號……
給我差不多一點!!
為什麼同樣的事情要問這麼多次啊!!
轉身

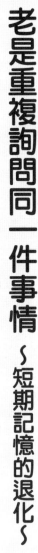

◇失智症病人的視角◇

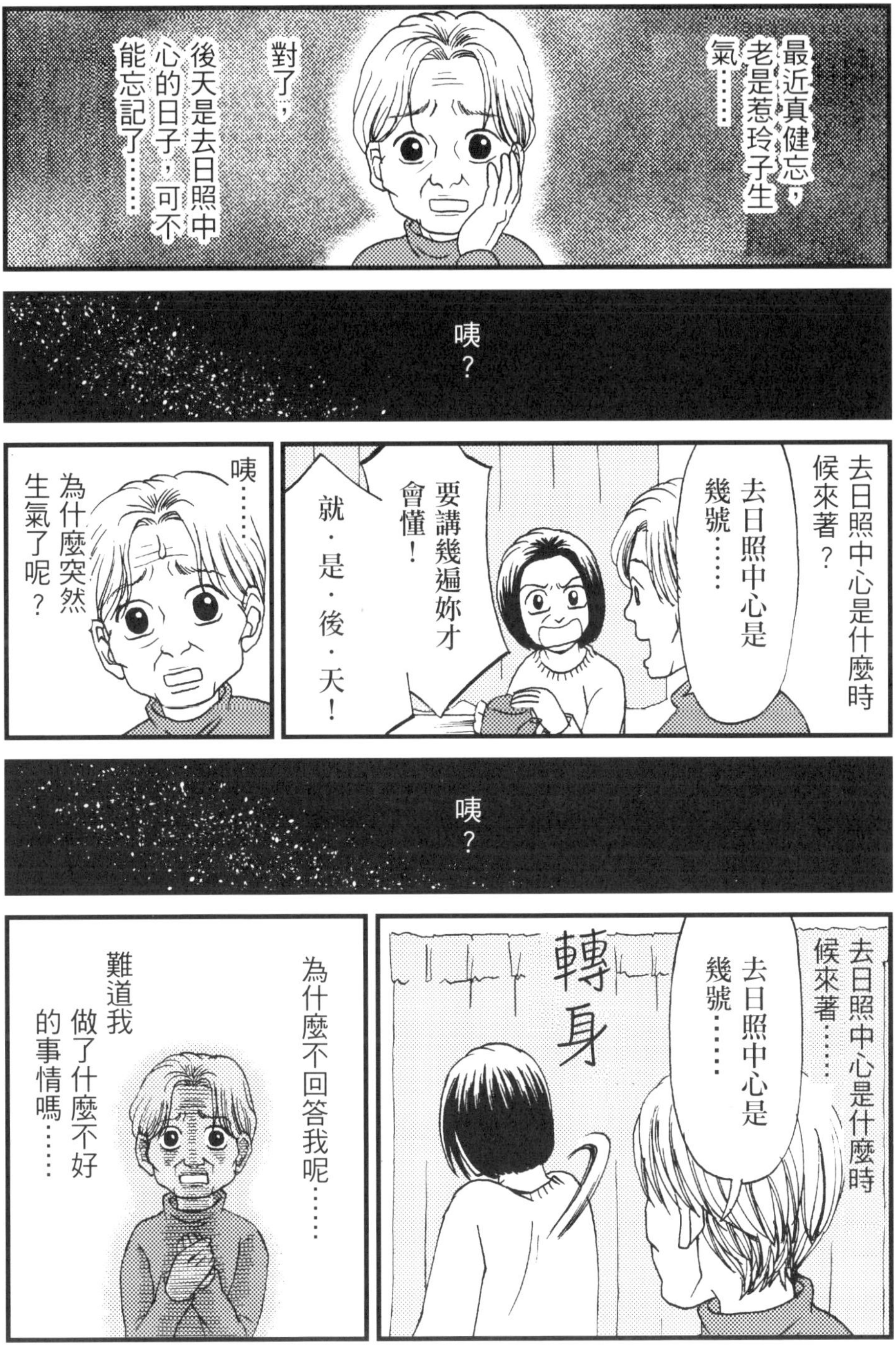

最近真健忘，老是惹玲子生氣……
對了，
後天是去日照中心的日子，可不能忘記了……
咦？
去日照中心是什麼時候來著？
去日照中心是幾號……
要講幾遍妳才會懂！
就・是・後・天！
咦……
為什麼突然生氣了呢？
咦？
去日照中心是什麼時候來著……
去日照中心是幾號……
轉身
為什麼不回答我呢……
難道我做了什麼不好的事情嗎……

失智症的人常常努力地想著「要記住」、「我想要記得」。

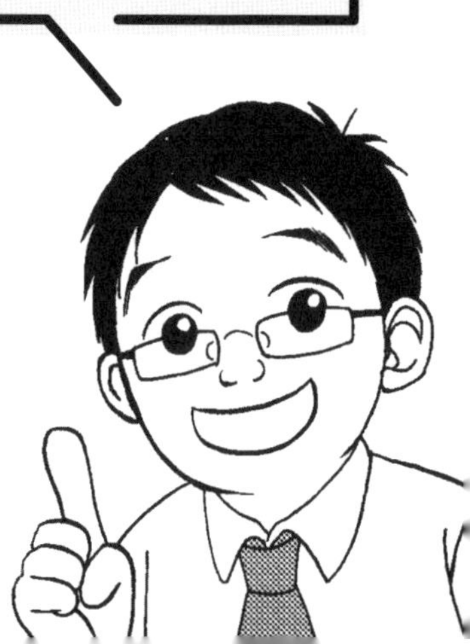

阿茲海默症是失智症中最常見的類型，其病程首先會從腦內海馬迴的萎縮開始。訊息進入我們的腦中時，海馬迴可以暫時保存這些訊息，並選擇要保留哪些資訊、哪些應該捨棄。如果海馬迴萎縮，短期記憶就會變得不牢固，使病人經常忘東忘西，愈來愈難把事情記住。

當短期記憶出現障礙，病人就會經常反覆詢問同樣的事情。因為病人總是記不住東西，或是記住了又立刻忘掉，所以他們會經常不安地想著「如果不問別人，我就記不得……」，也搞不清楚自己「曾經講過這句話嗎？」於是常常要一再地向家人或身邊的人確認。有些人為了將待辦事項或醫院的檢查結果記下來，把這些重要的事寫在一張張紙條上，而這些紙條累積起來，甚至像字典那麼厚。

總而言之，**重複地說、重複地問同樣一件事情的根本原因，並不只是因為短期記憶出現**

障礙，而是因為失智症的病人想要「好好地記住事情」、「不想再給周遭添麻煩」。而這是當我們發現自己記不住東西時，身為人類非常自然的情緒反應。失智症病人比我們一般人花費了更多的努力去記憶事情。**因為健忘讓他們感到不安，所以他們意識到自己「不將這些事情記下來不行」。**有不少人會連不必要的資訊也努力記下來，結果反而讓腦袋完全被不重要的資訊佔滿。

沒有失智症的人如果不去同理病人的心情，就會像漫畫中的案例一樣，容易對病人發怒，說出「要講幾遍你才會知道？」、「之前就講過了吧？」類似這些指責病人的話。因為，沒有失智症的人就算不特別注意，也能夠記住必要的資訊，如果被別人指出了錯誤，也能立刻回想起來然後修正，對於記憶事情並沒有任何障礙與困擾。然而在失智症患者的世界，由於短期記憶出現障礙，就會時常感覺不安。請不要忘記他們心中的這份不安。就算他們老是說著同樣的話，就算這些話老早就聽過了，也請一定要像初次聽到這個話題一樣，耐心地向他們說明，或用不同的方式再說一遍。如果他們一次又一次地問著同一件事情，你可以告訴他們：「我會記得，所以沒關係喔！」如此一來，你就能夠讓他們感到安心。

應對的要點

- **當他們重複詢問同一件事，你可以用不同的方式再次說明。**
- **尊重他們「想要記住」的心情，像初次提起話題時一樣地回應他們吧。**

◆ 家人或照顧者的視角 ◆

症狀2 不知道自己在哪裡 ~時間與位置的定向感障礙~

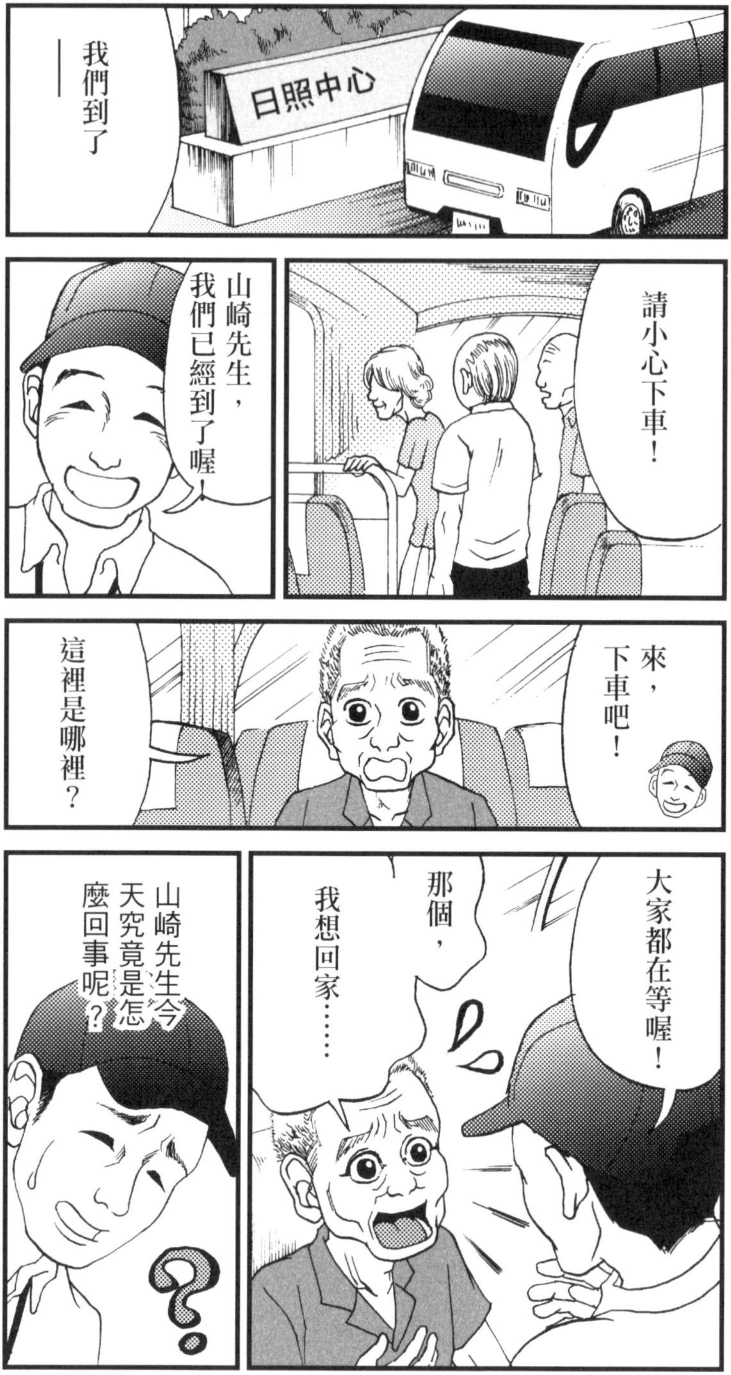
日照中心
我們到了——
請小心下車!
山崎先生，我們已經到了喔!
來，下車吧!
這裡是哪裡?
大家都在等喔!
那個，
我想回家……
山崎先生今天究竟是怎麼回事呢?
?

◇失智症病人的視角◇

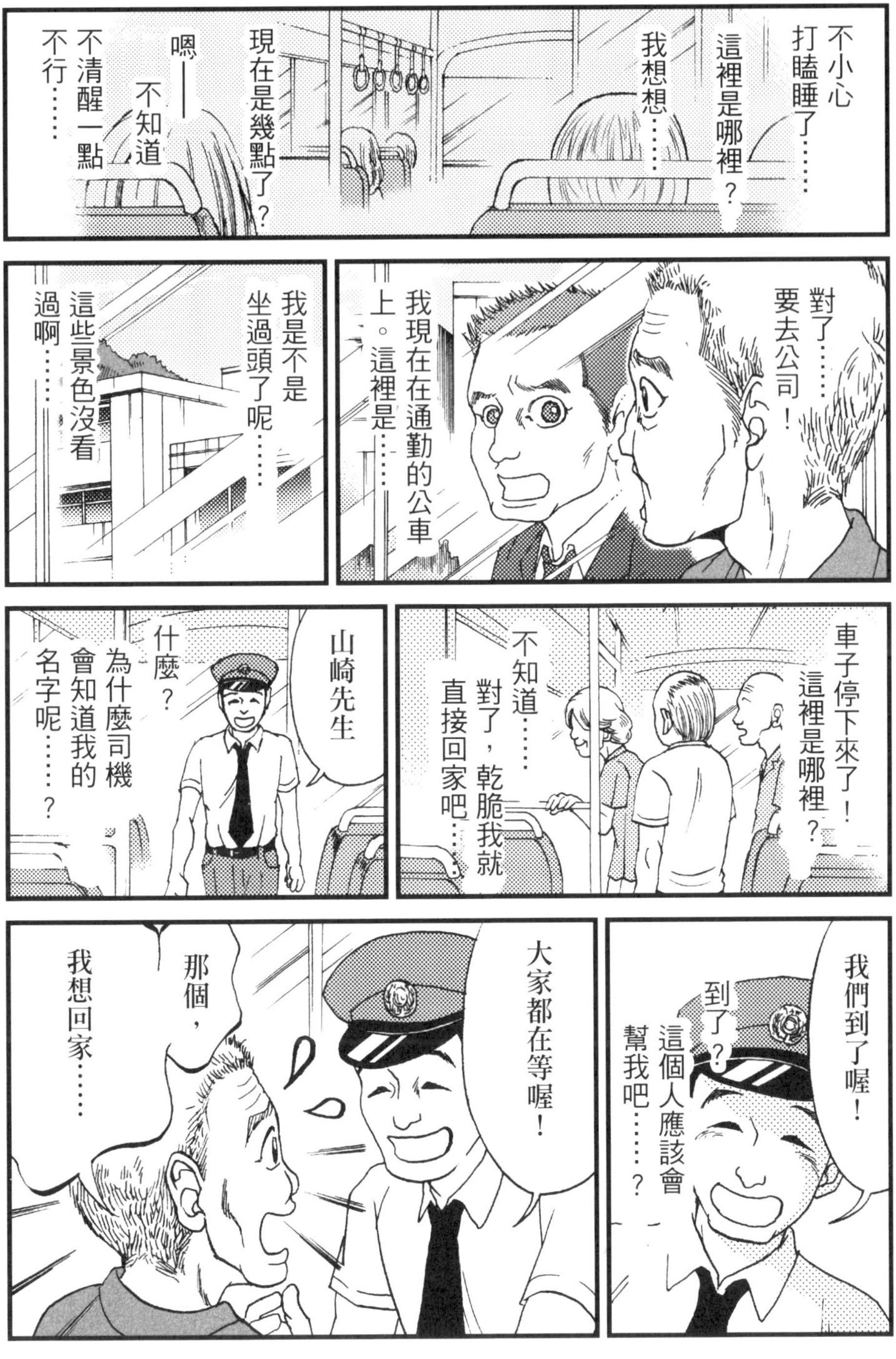

不小心打瞌睡了……
這裡是哪裡？
我想想……
現在是幾點了？
嗯——
不知道
不清醒一點不行……
對了……要去公司！
我現在在通勤的公車上。這裡是……
我是不是坐過頭了呢……
這些景色沒看過啊……
車子停下來了！
這裡是哪裡？
不知道……
對了，乾脆我就直接回家吧……
山崎先生
什麼？
為什麼司機會知道我的名字呢……？
我們到了喔！
到了？
這個人應該會幫我吧……？
大家都在等喔！
那個，
我想回家……

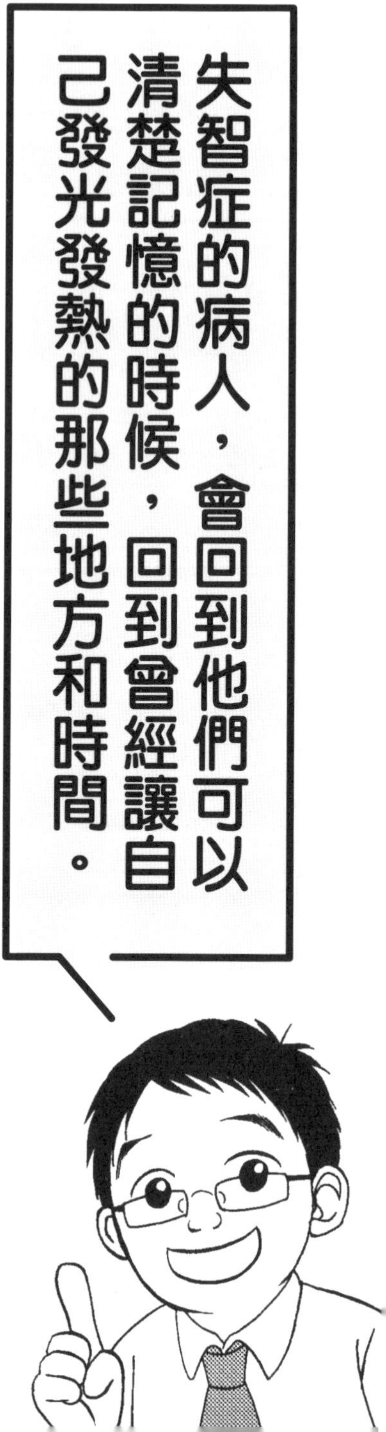
失智症的病人，會回到他們可以清楚記憶的時候，回到會經讓自己發光發熱的那些地方和時間。

定向感障礙會讓人變得搞不清楚「人、時間以及地點」等資訊，要去辨認這些，對他們來說相當辛苦。他們不擅長辨別現在是「何時」、自己眼前的人是「誰」、這裡是「哪裡」。也因為如此，病人會處在極度不安與恐懼的狀態。

我們很清楚自己身在地球上的何處、今天是幾年幾月幾日，知道這些事對我們來說非常理所當然。如同現在的智慧型手機或一般的手機都具有GPS功能，能夠確認擁有者的所在位置；**實際上，我們的腦袋也具備著相同的功能。但是得了失智症，這項功能就會退化，讓失智症病人有時搞不清楚自己身在何處。**他們可能會以為自己比實際年齡年輕、覺得自己回到過去的世界，這些錯誤的想法使得他們搞不清楚時間與地點，也是造成定向感障礙的原因。**有許多男性病人會認為自己仍是三、四十歲，以為自己還在工作全盛時期。我們也推**

測，這可能是因為他們很想消除心中的不安，所以希望回到那個不會忘東忘西、什麼都搞不清楚的時候，想變回那個生活充實又健康的自己。在漫畫中的案例也是，山崎先生以為自己回到了工作時期，正在搭公車上班，把日照中心的接駁車當成了通勤的巴士。所以當接駁車司機想協助他下車時，山崎先生會以為是不認識的公車司機突然上前攀談。即使司機伸出援手告訴他「我們要下車囉」，山崎先生也只覺得一頭霧水、恐懼不安。

各位也是，如果在睡醒之後不知道自己身在何處、不知道現在是幾月幾日，相信各位也會非常不安，腦袋一團混亂吧。遇到這樣的案例，你可能會溫柔地向病人說明：「這裡是日照中心，是要活動身體的地方喔！」這麼做雖然可以讓病人正確地認識到自己的所在地，但是，我們還需要更仔細觀察病人的狀態。如果能更留意病人的狀態，我們就能去想像他們的內心，理解他們正處在一個「不知道這是哪裡」、「現在是什麼時代」的世界裡。像這樣透過想像與理解，嘗試與他們的世界更加靠近，適時地用對話引導、配合他們的狀況，我們就能讓失智症的世界與沒有失智症的世界之間的鴻溝愈來愈小。

應對的要點

- 仔細觀察失智症患者的狀態，去想像對方眼中的世界。
- 讓失智症的世界與沒有失智症的世界之間的鴻溝愈來愈小吧。

症狀3 這個人，是誰啊？～對人的定向感障礙～

◆家人或照顧者的視角◆

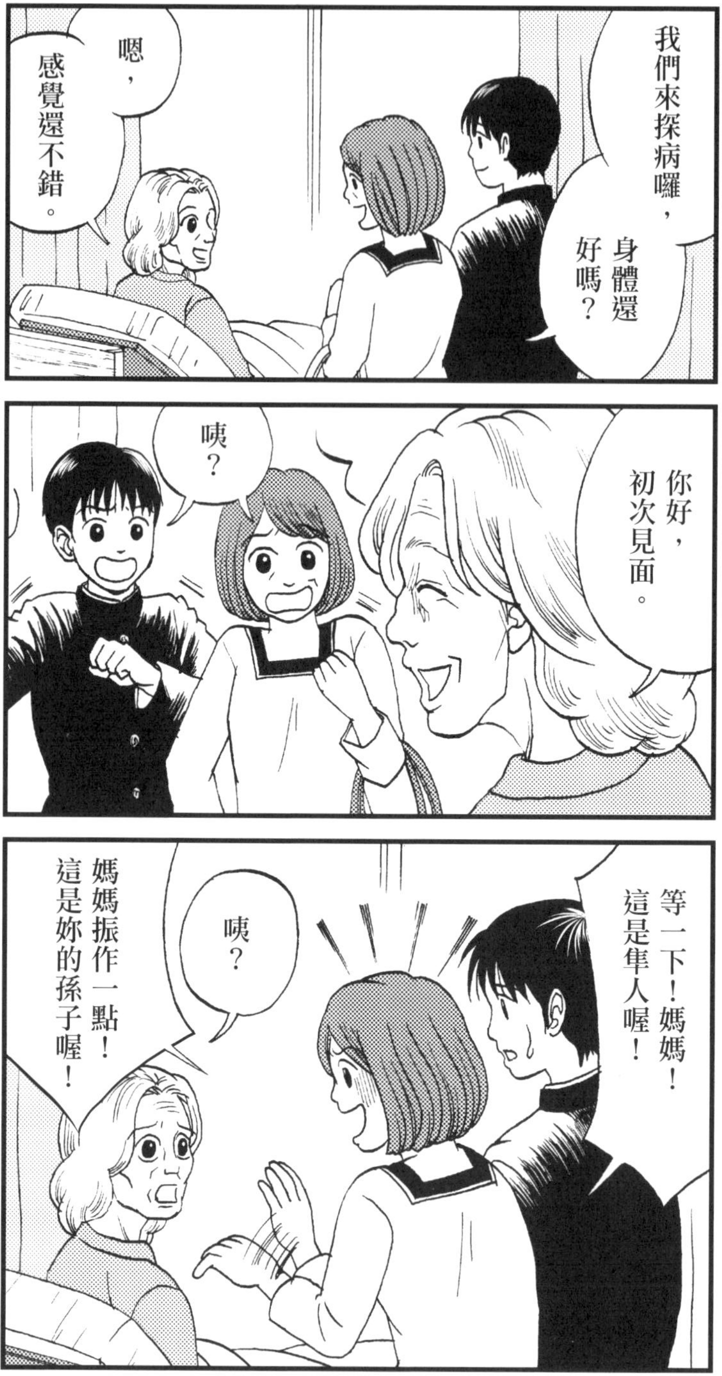
我們來探病囉，身體還好嗎？
嗯，感覺還不錯。
你好，初次見面。
咦？
等一下！媽媽！這是隼人喔！
咦？
媽媽振作一點！這是妳的孫子喔！

◇ 失智症病人的視角 ◇

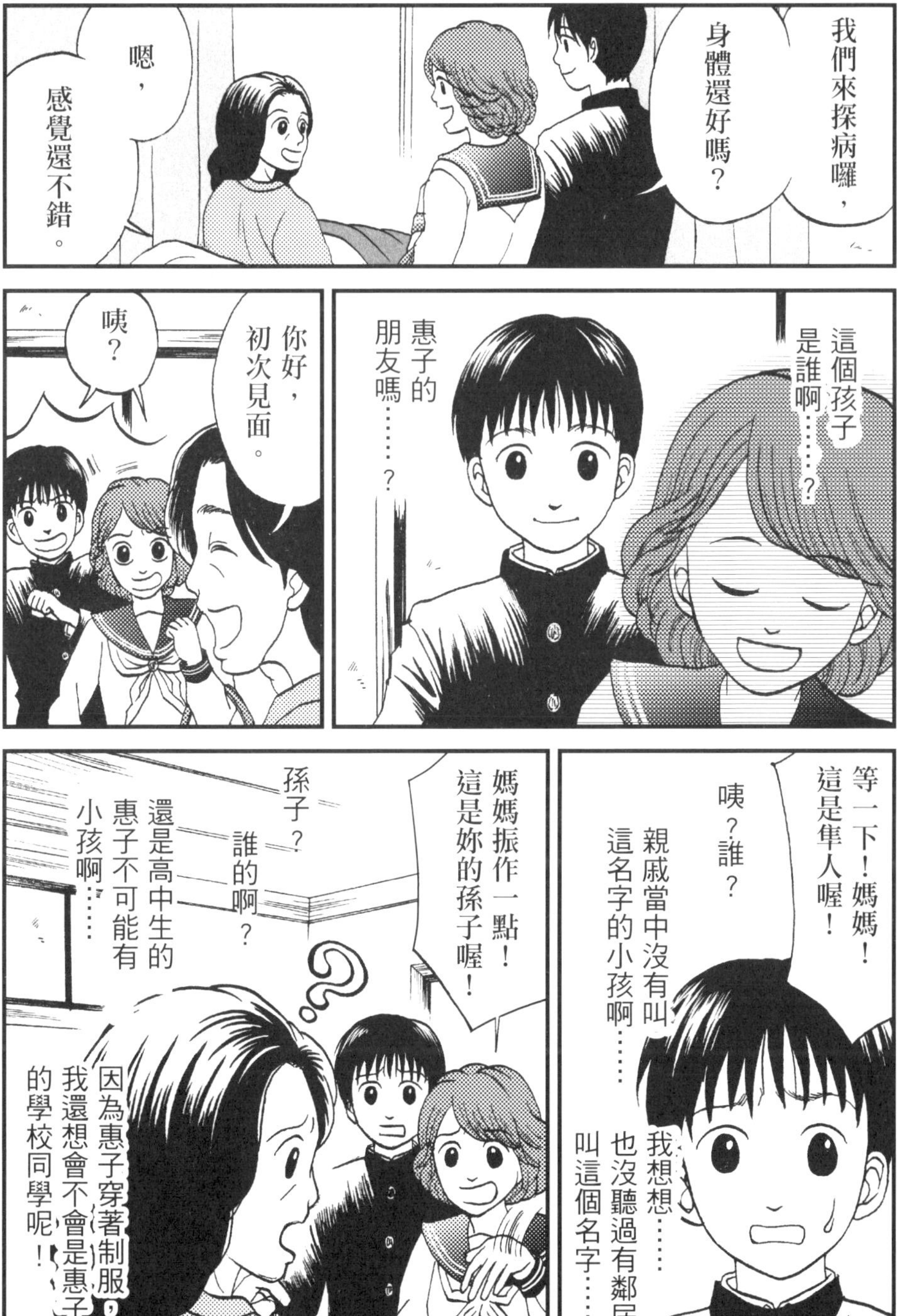
我們來探病囉，
身體還好嗎？
嗯，感覺還不錯。
這個孩子是誰啊……？
惠子的朋友嗎……？
你好，初次見面。
咦？
等一下！媽媽！這是隼人喔！
咦？誰？
親戚當中沒有叫這名字的小孩啊……
我想想……也沒聽過有鄰居叫這個名字……
媽媽振作一點！這是妳的孫子喔！
孫子？
誰的啊？
還是高中生的惠子不可能有小孩啊……
因為惠子穿著制服，我還想會不會是惠子的學校同學呢！

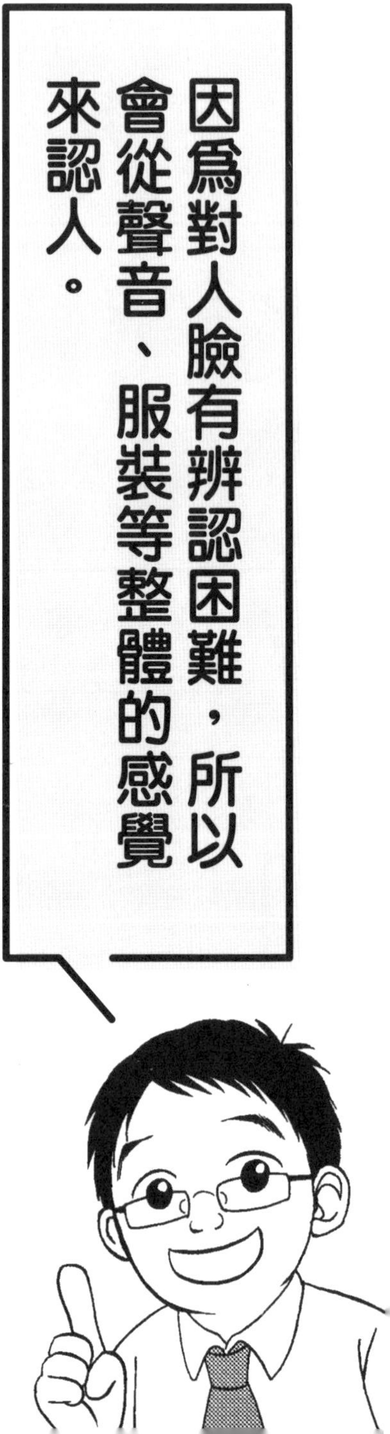
因爲對人臉有辨認困難，所以會從聲音、服裝等整體的感覺來認人。

如果出現對人的定向感障礙，就會變得不擅長辨識家人、親戚、朋友或是身邊的人。假如被自己的父母詢問「請問你是哪位？」，一定會帶來很大的打擊吧！

失智症病人有時候會回到過去的世界，以女性而言，多數會回到二十到四十歲的時候，也就是自己的育兒時期，也有些人是回到十幾歲的時候。在漫畫中的案例，雖然這位母親能辨識自己的女兒，但是她想著「因為自己是四十歲，所以女兒還是十幾歲。我應該還沒有孫子才對。」對於自己與女兒的年齡沒有正確認知，才會把孫子當作跟自己無關的人。

而且，如果掌管視覺的枕葉功能衰退了，就會出現認人障礙，沒辦法區分人的長相。有認人障礙的失智症病人不靠長相認人，而是靠著人的聲音、體型、講話方式、穿著打扮、飾品等等，用這些構成的整體感覺來判斷眼前的人是誰。也就是說，漫畫裡的這位母親就是想著「穿著學生服的十幾歲男孩子，應該是女兒的朋友吧」來判斷對方的身分。

因為失智症病人完全不知道眼前的人是誰，他們對於自己的判斷也抱持著懷疑，不知道自己是對是錯。如果我們不知道這些認知上的落差，在跟這些病人互動時就會愈來愈困惑，也會增加病人的不安或傷到他們的自尊心。

即使面對這樣的狀況，也請朝著失智症的世界往前踏出一步，在與病人互動時多加留意，並時時考慮怎麼樣才能讓他們感到安心自在。舉例而言，失智症的人在說話時，如果手被溫柔地握著，就會感到非常安心。如果能讓他們感覺到「這個人在的時候，我的心情就會很好」，那麼他們對這個人的印象就會好，心情會比較安穩，症狀也可能獲得改善。

不用勉強他們去正確地認人，相反地，如果你把他的孫子當作你的朋友來介紹，或許會得到比較好的效果。

應對的要點

- 留意哪些行為能讓病人感到安心，在對話時有身體的接觸也很好。
- 糾正病人的錯誤會加強他們的不安，請不要過度勉強他們修正話語或認知。

症狀4 不知道回家的路

~定向感障礙與空間認知障礙~

◆家人或照顧者的視角◆

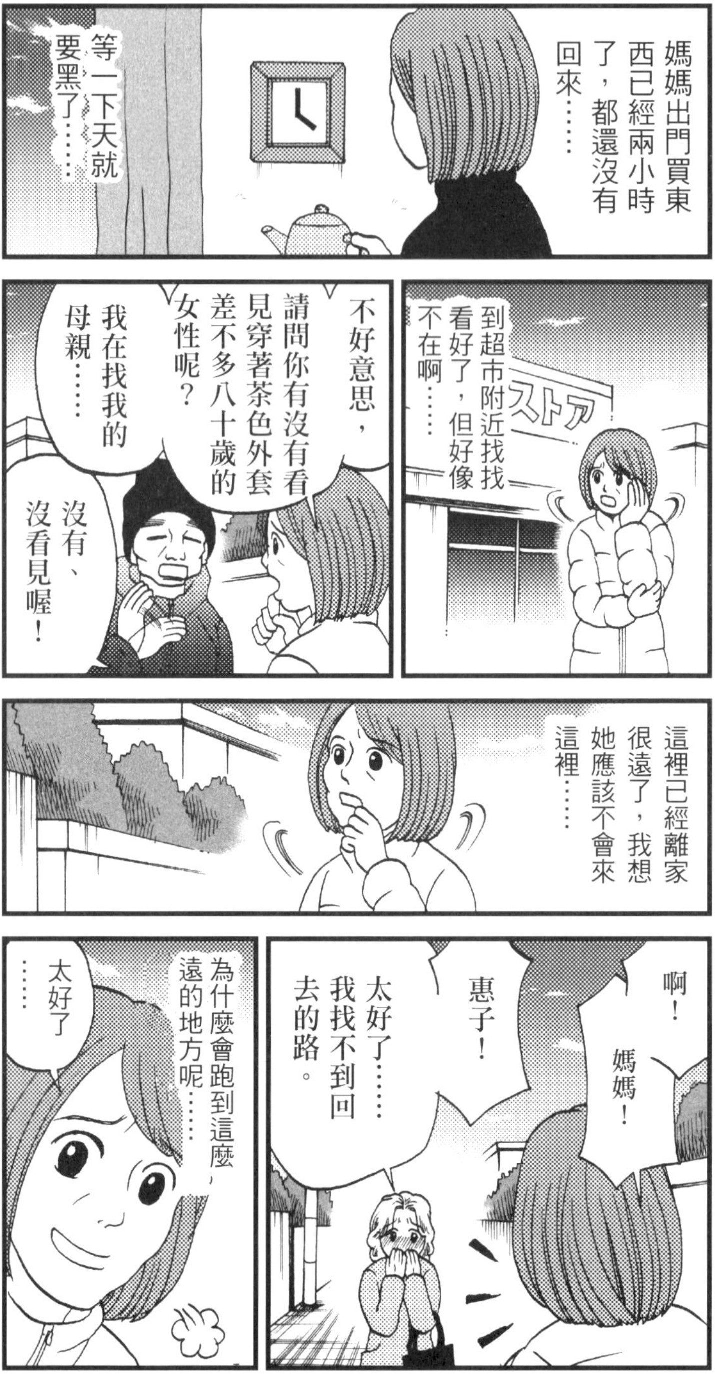
媽媽出門買東西已經兩小時了，都還沒有回來……
等一下天就要黑了……
到超市附近找找看好了，但好像不在啊……
ストア
不好意思，請問你有沒有看見穿著茶色外套差不多八十歲的女性呢？
我在找我的母親……
沒有、沒看見喔！
這裡已經離家很遠了，我想她應該不會來這裡……
啊！媽媽！
惠子！
太好了……我找不到回去的路。
為什麼會跑到這麼遠的地方呢……
太好了……

◇ 失智症病人的視角 ◇

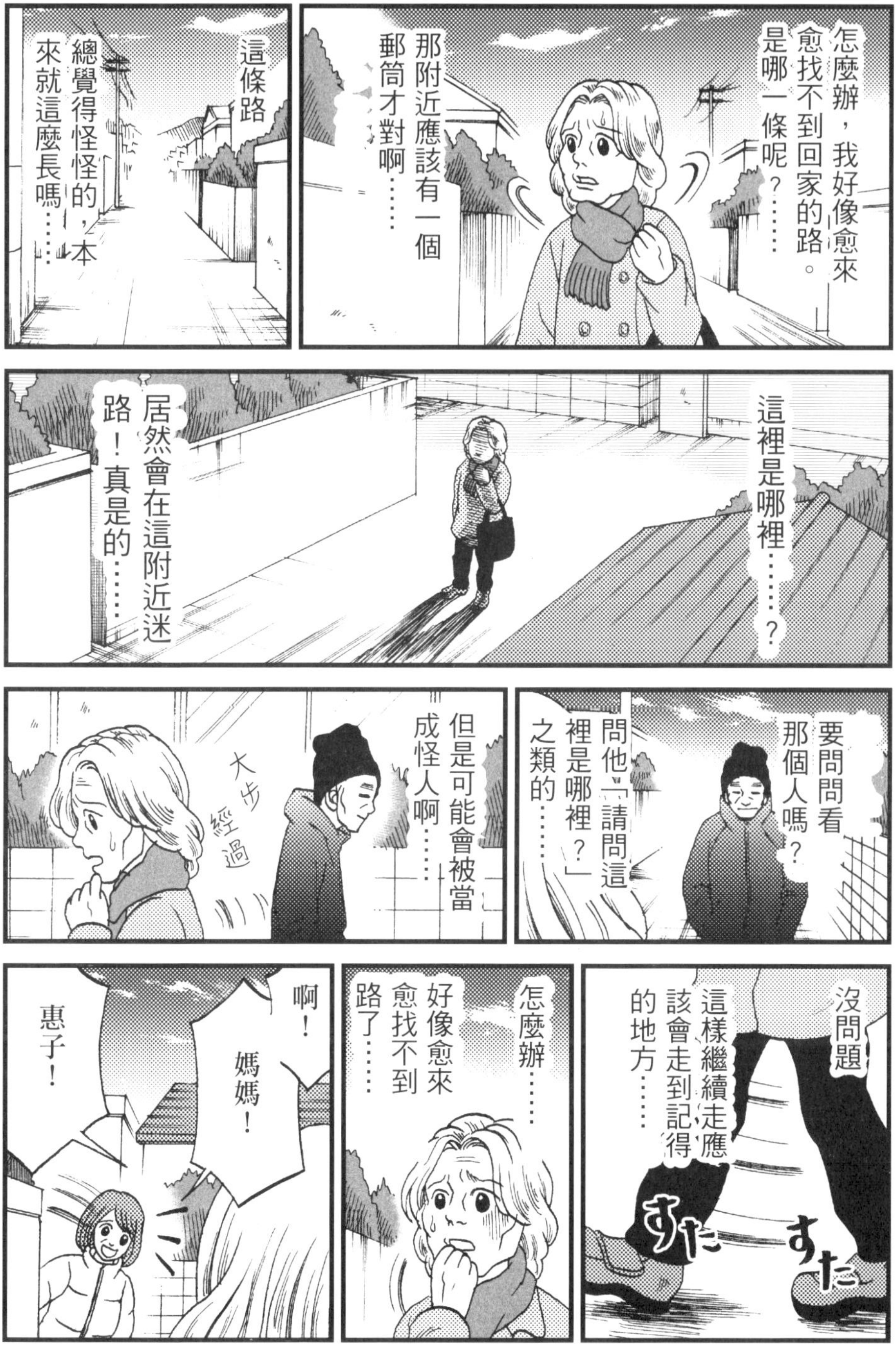

怎麼辦，我好像愈來愈找不到回家的路。是哪一條呢？……
那附近應該有一個郵筒才對啊……
這條路
總覺得怪怪的，本來就這麼長嗎……
這裡是哪裡……？
居然會在這附近迷路！真是的……
要問問看那個人嗎？
問他「請問這裡是哪裡？」之類的……
但是可能會被當成怪人啊……
大步經過
沒問題
這樣繼續走應該會走到記得的地方……
すた
すた
怎麼辦……
好像愈來愈找不到路了……
啊！
媽媽！
惠子！

請想像一下，不小心闖進巨大鏡子屋裡的感覺吧！

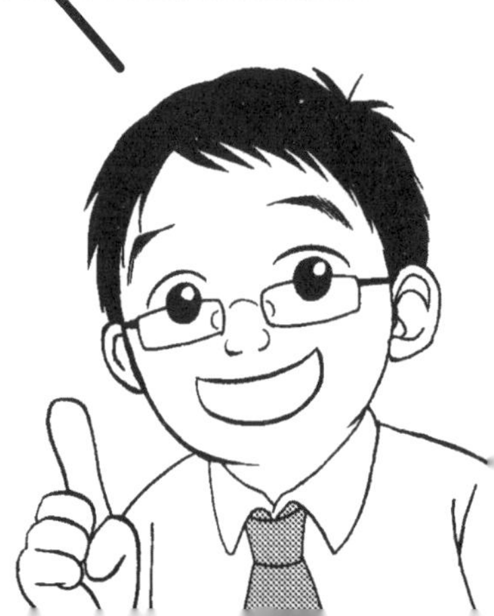

失智症病人外出時會找不到回去的路，就算是自家附近或家裡，他們在熟悉的地方也會迷路。因為空間的定向感障礙，病人會搞不清楚自己在哪裡。除此之外，大腦中掌管空間能力的頂葉功能退化，就可能使病人沒辦法辨識直線、橫線、斜線，也變得難以掌握距離感。因此，失智症病人就好像踏入了巨大的鏡子屋，被困在其中，怎麼走也找不到出口。

迷路時，很少有病人會立刻停下來原路折返。通常他們會因為不安而一直往前走，這也是為什麼他們經常出人意料地走到非常遠的地方。

如果遲遲找不到失智症病人的蹤影，請不要漫無目的地找，先問問看警察局、加油站或便利商店，詢問他們是否看過失智症病人。許多病人會因為不好意思，就算找不到路也不敢向人詢問，他們覺得突然問人「這裡是哪裡？」會被當成是奇怪的人。也因為如此，幾乎沒有病人會向路人問路。

失智症的周邊症狀之一「徘徊」，也是讓照顧者非常煩惱的行為。因為病人常常沒有任何徵兆，就突然不知去向，讓照顧者總是提心吊膽。**雖然徘徊經常被說成是「沒有目的的亂走」，但大多數時候，病人都是抱著某種目的而行動的。**

實際上，在安養院，看見夕陽就想著「不回家做飯不行」的人也非常多，因為以前的習慣被喚醒了，使得病人想要回家。像這樣，在外出的途中突然找不到路，而沒有回來的人也不在少數。

應對的要點

- 如果找不到失智症病人的蹤影，問問看便利商店、警察局、加油站等地方的人，詢問他們是否有看到病人，這樣做會比較好喔。

症狀 **5**

「你是不是偷了我的錢包？」~東西被偷的妄想~

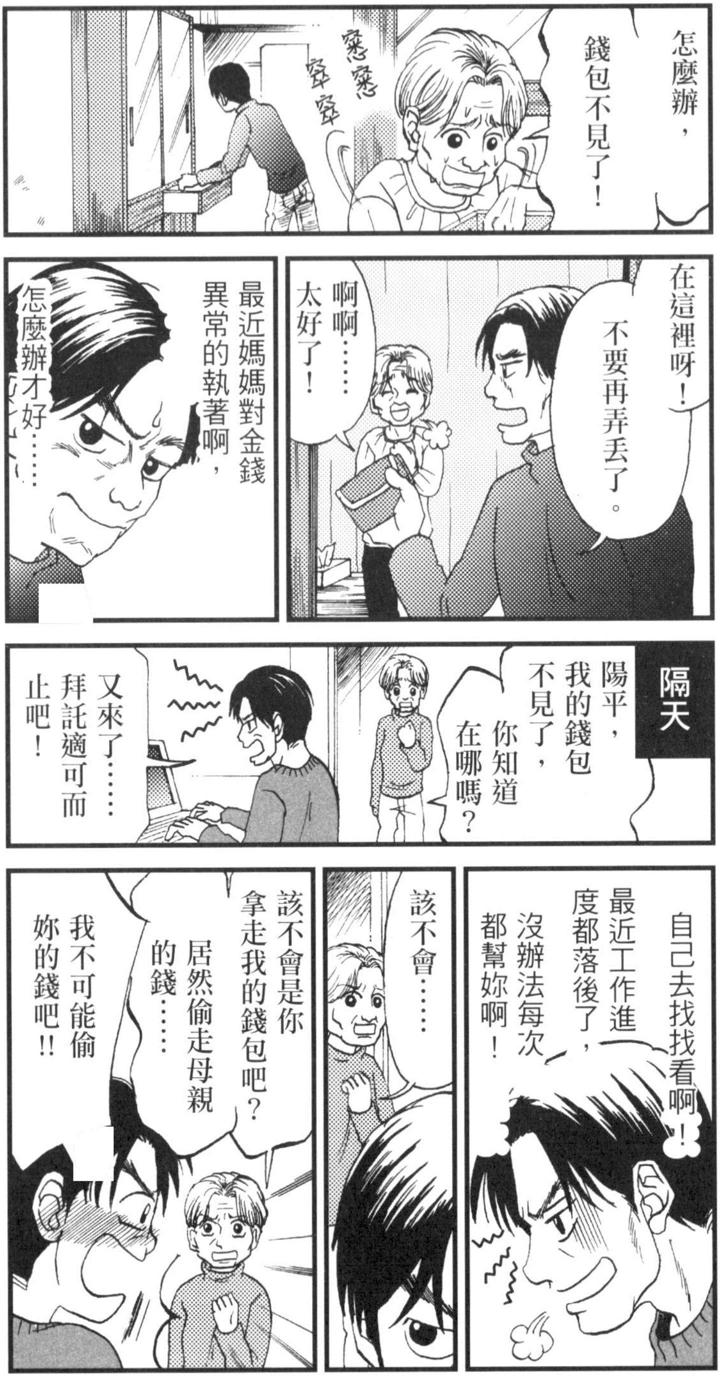
怎麼辦，錢包不見了！
窸窸窣窣
在這裡呀！
不要再弄丟了。
啊啊……太好了！
最近媽媽對金錢異常的執著啊，
怎麼辦才好……
隔天
陽平，我的錢包不見了，
你知道在哪嗎？
又來了……拜託適可而止吧！
自己去找找看啊！
最近工作進度都落後了，沒辦法每次都幫妳啊！
該不會……
該不會是你拿走我的錢包吧？
居然偷走母親的錢……
我不可能偷妳的錢吧!!

◇失智症病人的視角◇

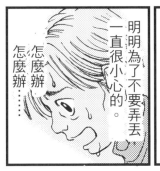

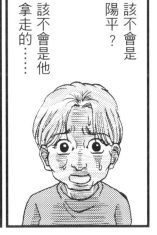

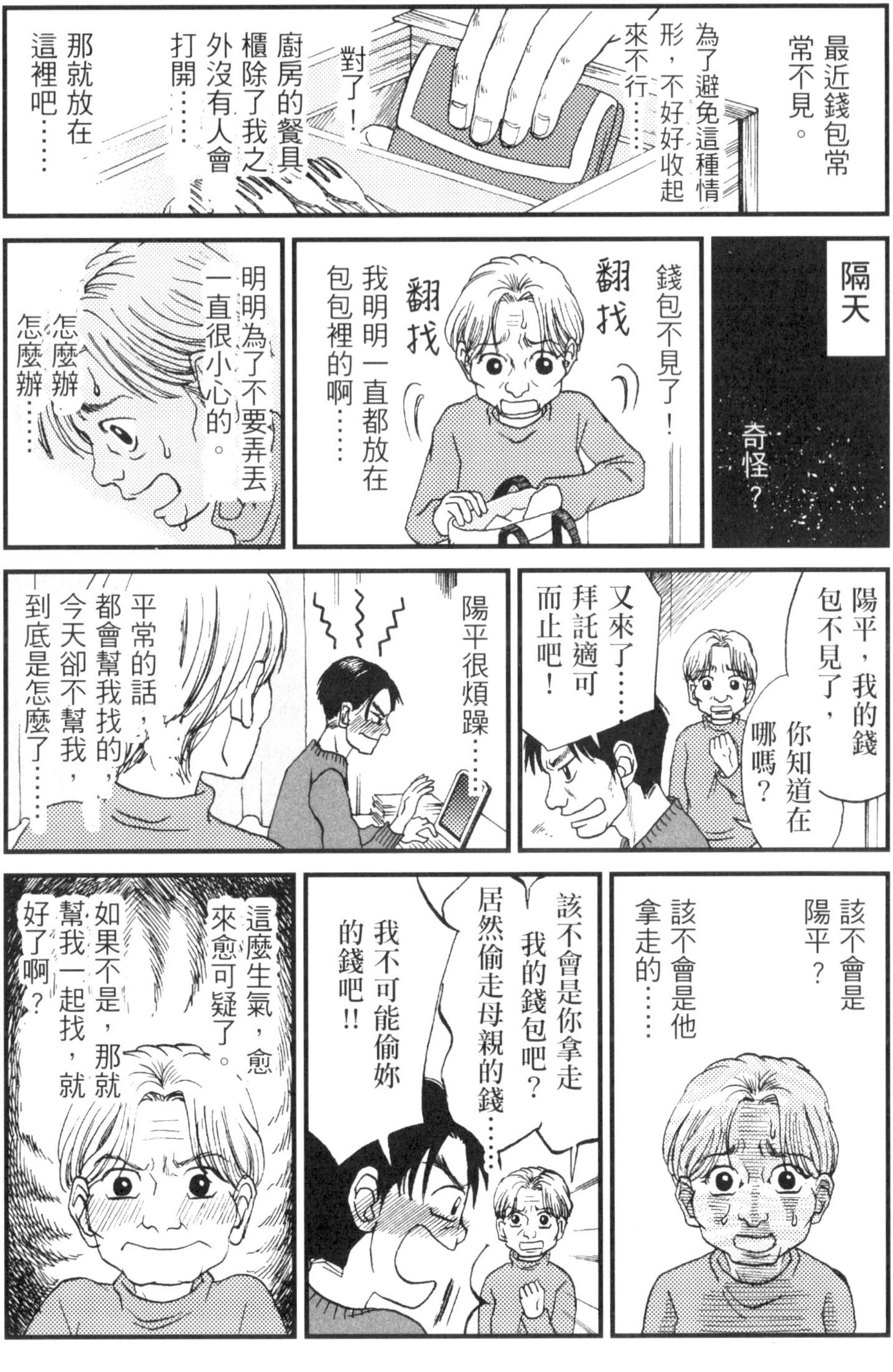

最近錢包常常不見。
為了避免這種情形，不好好收起來不行……
對了！
廚房的餐具櫃除了我之外沒有人會打開……
那就放在這裡吧……
隔天
奇怪？
錢包不見了！
翻找
翻找
我明明一直都放在包包裡的啊……
明明為了不要弄丟一直很小心的。
怎麼辦怎麼辦……
陽平，我的錢包不見了，你知道在哪嗎？
又來了……拜託適可而止吧！
陽平很煩躁……
平常的話，都會幫我找的，今天卻不幫我，到底是怎麼了……
該不會是陽平？
該不會是他拿走的……
該不會是你拿走我的錢包吧？
居然偷走母親的錢……
我不可能偷妳的錢吧!!
這麼生氣，愈來愈可疑了。
如果不是，那就幫我一起找，就好了啊？

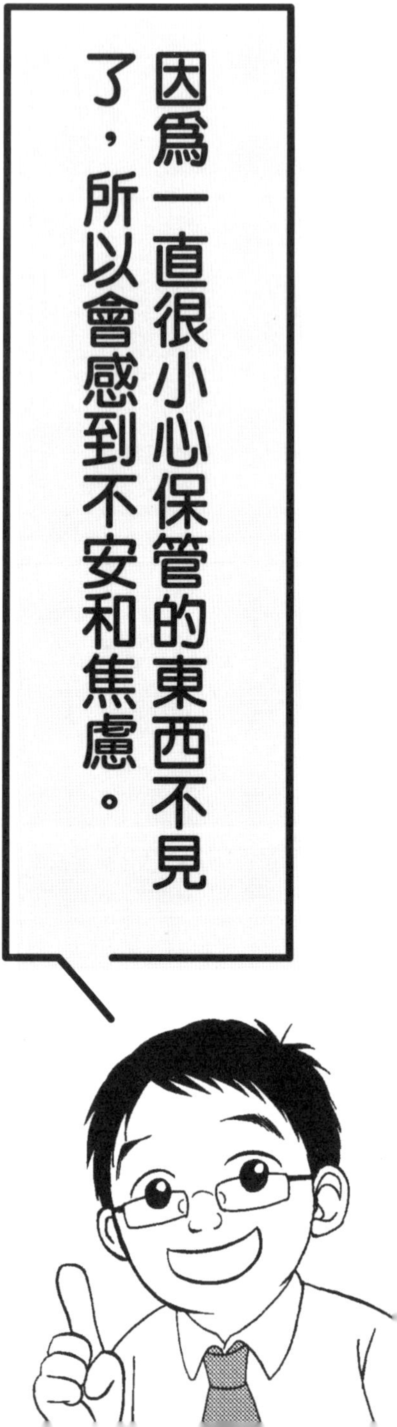
因爲一直很小心保管的東西不見了，所以會感到不安和焦慮。

我們經常遇到失智症初期的病人有「東西被偷的妄想」。他們會一股腦地認定錢包、印章、存摺等重要的東西被偷走，對照顧者或家人投以懷疑的目光，也會一再問「是不是你偷的」，讓照顧者非常疲憊。

之所以會有東西被偷的妄想，大多都是因為病人忘記自己把東西放在哪裡。因為記不起來的情況愈來愈多，病人會感覺到「我好像哪裡怪怪的」、「不想得失智症」、「想要變回那個精明的自己」，在極度不安的情緒中，他們非常努力地想為自己做點什麼。他們不想給家人添麻煩，覺得自己現在還沒問題，想著自己明明知道「重要的東西要自己收好」，但是，東西最後還是不見。然而，也因為他們認為「不可能是自己弄丟的」，最後就會開始懷疑「東西一直不見，難道是被偷走了嗎？」而開始出現被害妄想。不管是不是得了失智症，如果一直好好收著的東西突然消失，相信大家都會感到不安，想要立刻找出重要的東西吧！對於照顧者跟家人來說，被懷疑是小偷一定會受到打擊，但若你做出反駁，說自己沒有偷拿，失智症病人反而更會覺得你可疑。

失智症病人雖然對記憶非常不擅長，但是他們對事物的感受卻會一直留存在腦中。也就是說，雖然他們不會記得為了什麼事情吵架、不記得自己做了什麼而惹人生氣，但是他們心中卻會一直記得「這個人真討厭」、「這個人是小偷」，他們記下這些不舒服的感受，並對身邊的家人產生「不信任」。首先，請記得他們心中有著強烈的不安感，帶著這個前提，去考慮他們的感受，盡量溫柔地對待他們。跟他們一起去找尋失物，一起感受找到東西時的喜悅吧！這些不見的東西因為在他們心中很重要，所以會藏在特別的地方——對他們而言，「放在這裡就可以安心了」的地方。像是沙發或床的空隙中，抽屜櫃的最裡面等，多注意這些平常不會放東西的地方，一起找找看吧！

應對的要點

- 重要的東西會放在特別的地方，所以不見的東西可能會放在意想不到的地方。
- 找不到的時候，也請溫和地對待他們、跟他們一起找出失物。

症狀 6

做不到簡單的計算 ～失去計算能力～

◆ 家人或照顧者的視角 ◆

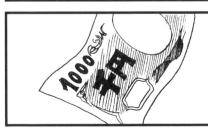

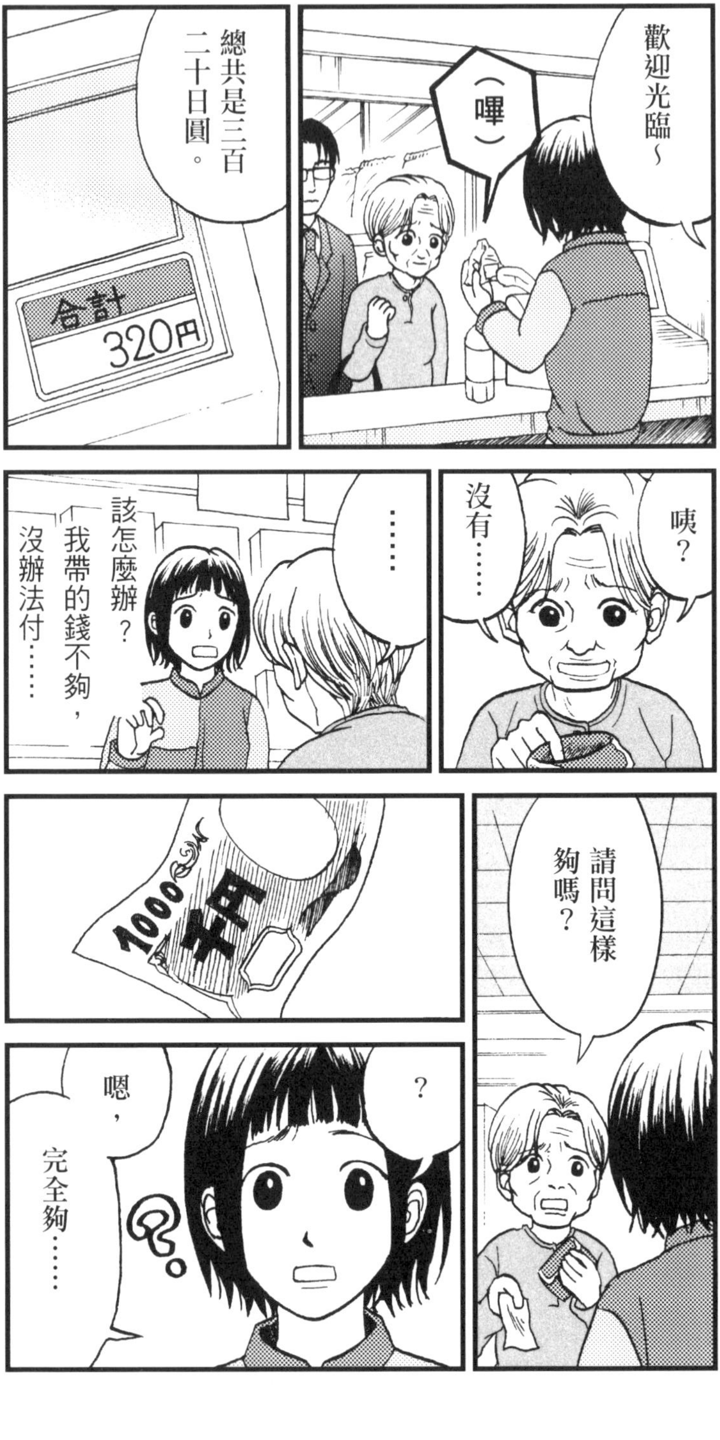

◇ 失智症病人的視角 ◇

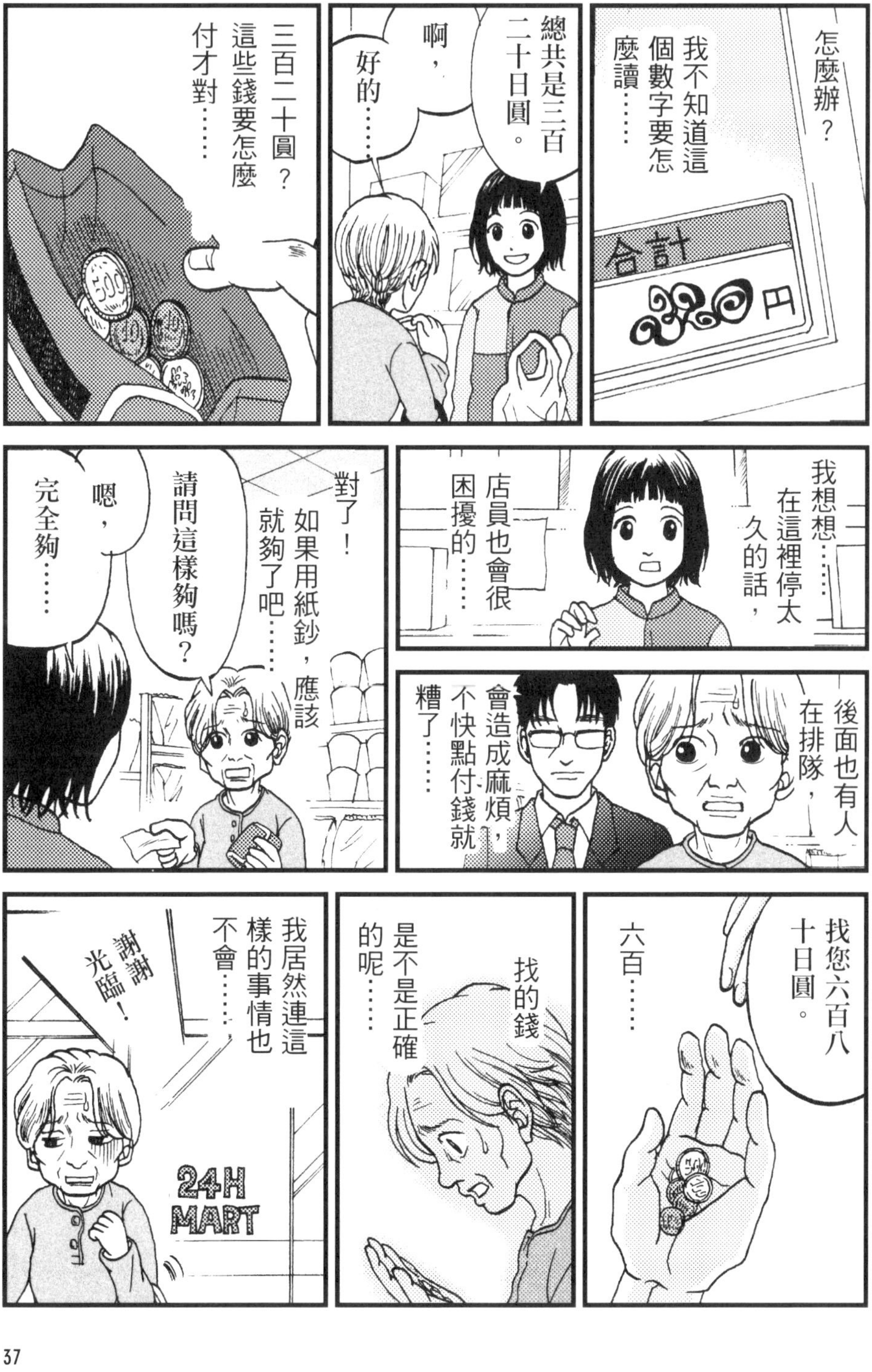
怎麼辦？
我不知道這個數字要怎麼讀……
合計
円
總共是三百二十日圓。
啊，好的……
三百二十圓？這些錢要怎麼付才對……
我想想……在這裡停太久的話，
店員也會很困擾的……
後面也有人在排隊，
會造成麻煩，不快點付錢就糟了……
對了！如果用紙鈔，應該就夠了吧……
請問這樣夠嗎？
嗯，完全夠……
找您六百八十日圓。
六百……
找的錢
是不是正確的呢……
我居然連這樣的事情也不會……
謝謝光臨！
24H MART

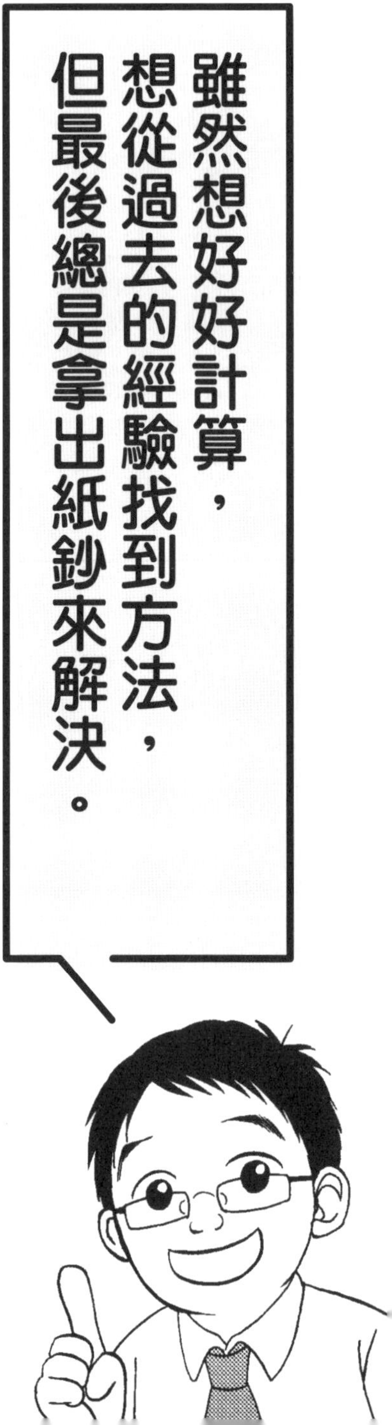
雖然想好好計算，
想從過去的經驗找到方法，
但最後總是拿出紙鈔來解決。

如果失智症持續進展，病人會變得不擅長處理數字，失去計算能力。失去計算能力的病人會在結帳時不知道應該付多少錢，於是站在收銀機前躊躇不前，不知如何是好。

就像前頁的漫畫，當店員告訴我們「總共是三百二十圓」時，我們知道拿出三枚百圓硬幣、兩枚十圓硬幣就好了。但是，失去計算能力的病人對於閱讀數字有障礙，看著排列的數字，他們無法理解個位數、十位數、百位數的意思，在思考數字的進位也有困難，所以結帳時，他們不知道要怎麼付錢。順道一提，因為對他們來說減法比加法更困難，所以也有很多失智症初期的病人，雖然能夠成功付帳，卻不知道找回來的錢應該要是多少。

對沒有失智症的人來說，買東西這種程度的簡單計算通常不需花費太多力氣，可以自然而然辦到。但失智症病人就算非常努力地集中精神，鞭策自己「去認識數字」、「去計算」，卻還是做不到，而且算不出來的情況會愈來愈常發生。他們會試圖從過去的經驗找解決辦法，想起「只要拿出紙鈔就夠付錢了」，所以他們總是拿著千圓、五千圓與一萬圓的紙鈔去購物。但這麼做的結果，他們拿到找零的機會也增加了，錢包也總是塞滿硬幣。他們會拿著裝滿硬幣、被塞得鼓鼓的錢包，家裡也會到處都放著零錢，這些就是他們正為失去計算能力而煩惱的表現。

此外，有些人因為擔心失智症病人無法算數，所以考病人「知道二加三等於多少嗎？」這類簡單的問題。但這會傷害病人的自尊心，所以請盡量不要這麼做。**病人會困惑「我是不是連這麼簡單的事情也做不到了呢？」然後被迫直視自己的退化。假如他們計算能力沒問題，這些簡單的問題會讓他們覺得被看輕，並且加深內心對他人的疏離與不信任感。**

應對的要點

- 買東西時常用紙鈔付帳、錢包裡裝著許多零錢，這些都是失去計算能力的徵兆。
- 問病人數字問題、測試對方的計算能力，會傷害對方的自尊心，所以請避免這樣的行為。

症狀 7 講話講不好 ~失語~

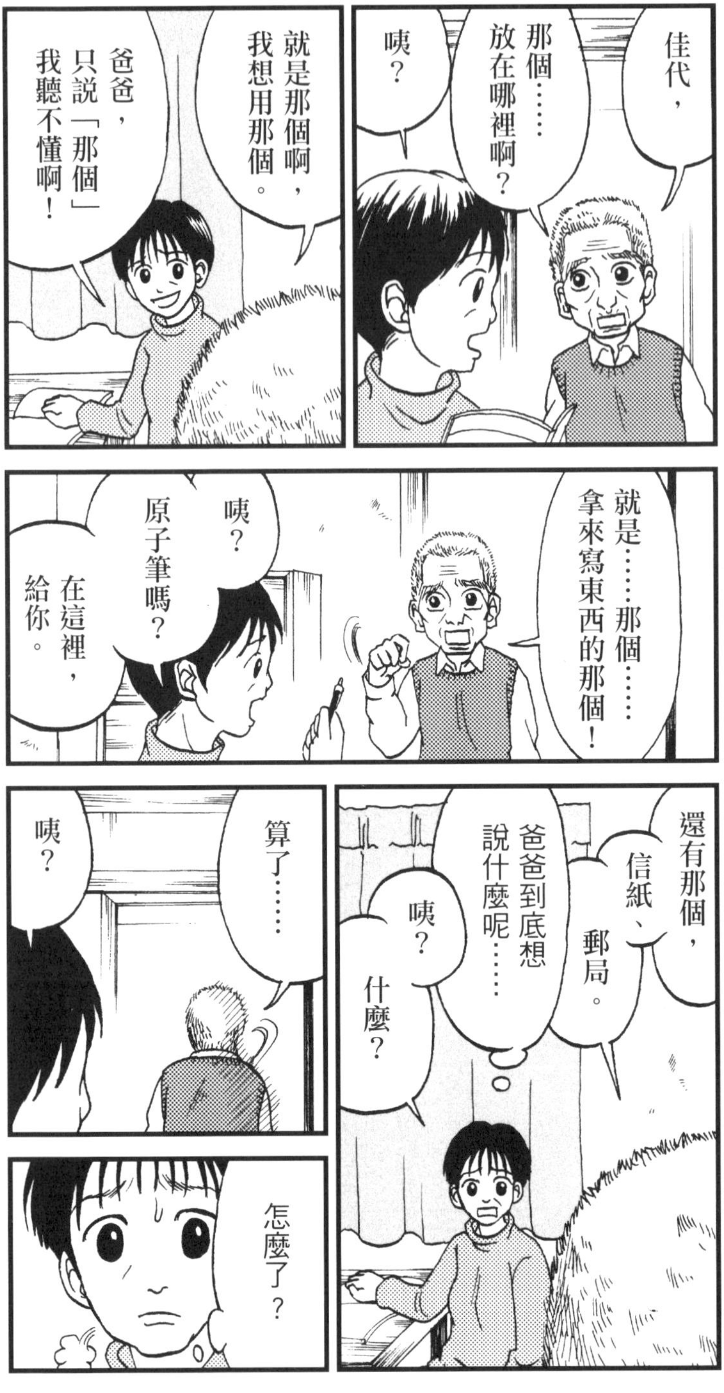
佳代，
那個……放在哪裡啊？
咦？
就是那個啊，我想用那個。
爸爸，只說「那個」我聽不懂啊！
就是……那個……拿來寫東西的那個！
咦？原子筆嗎？
在這裡，給你。
還有那個，
信紙、郵局。
爸爸到底想說什麼呢……
咦？什麼？
算了……
咦？
怎麼了？

◇失智症病人的視角◇

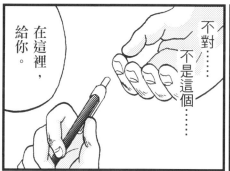

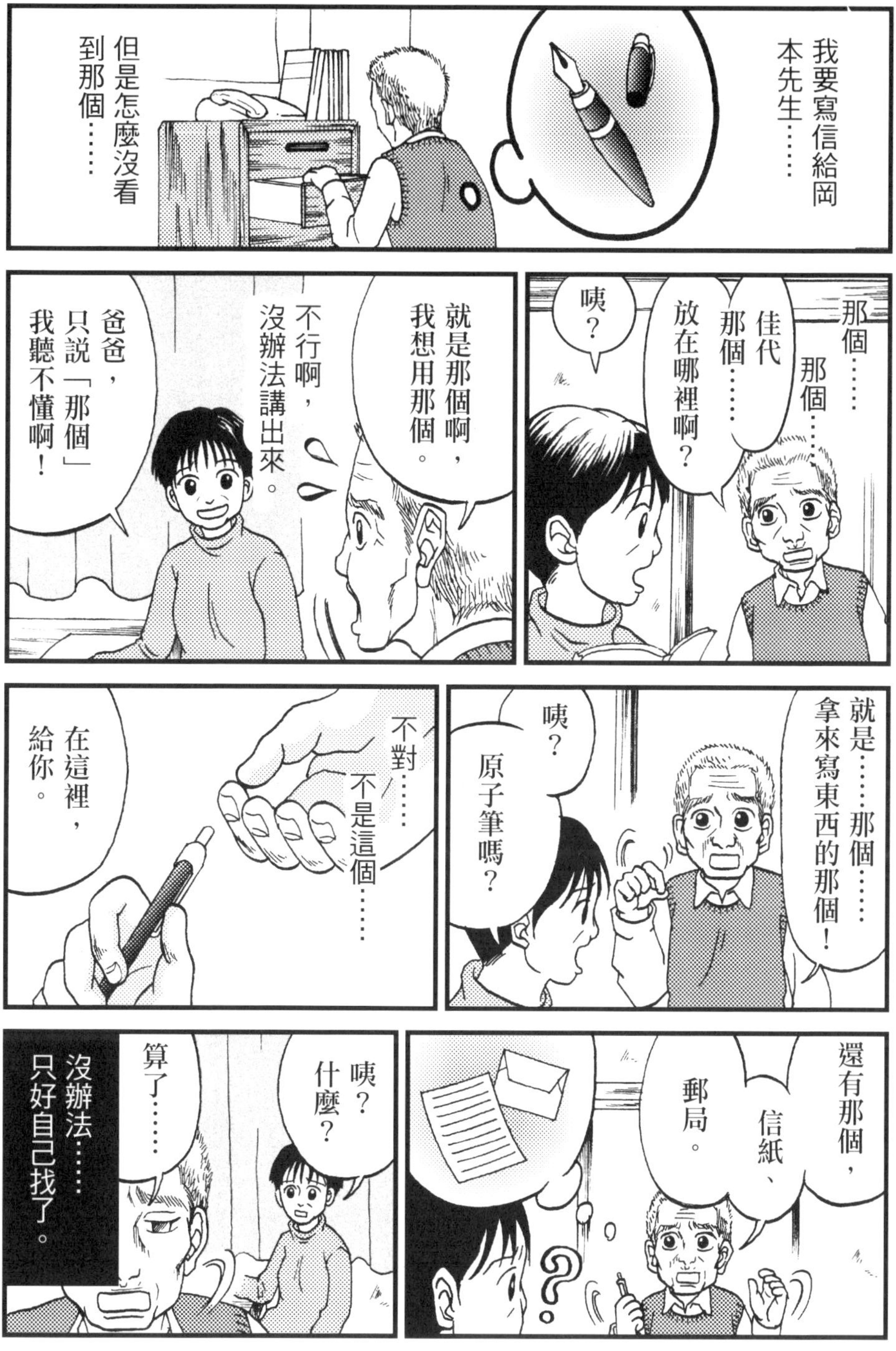

我要寫信給岡本先生……
但是怎麼沒看到那個……
那個……
那個……
佳代
那個……
放在哪裡啊？
咦？
就是那個啊，
我想用那個。
不行啊，
沒辦法講出來。
爸爸，
只說「那個」
我聽不懂啊！
就是……那個……
拿來寫東西的那個！
咦？
原子筆嗎？
在這裡，
給你。
不對……
不是這個……
還有那個，
信紙、
郵局。
咦？
什麼？
算了……
沒辦法……
只好自己找了。

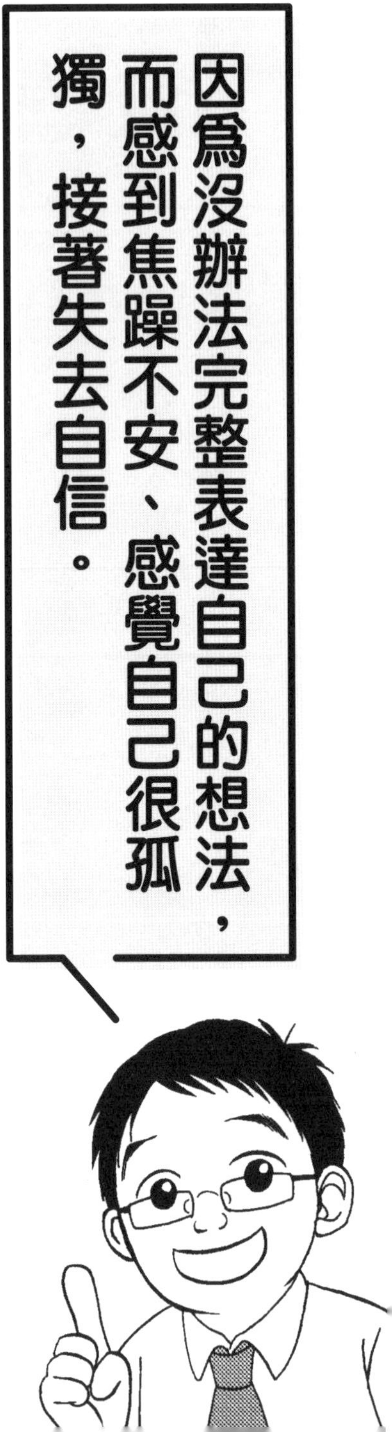
因爲沒辦法完整表達自己的想法，而感到焦躁不安、感覺自己很孤獨，接著失去自信。

請想像一下「腦袋中所有句子都突然消失」的感覺。明明想要向對方表達自己的需求，但大腦卻失去了將想法組織成話語的功能——這就是「失語」的症狀。之所以出現失語症狀，主要是因為腦中掌管語言的部位退化了。還有，讓嘴巴動起來發出聲音的腦幹功能也衰退了，導致病人說話出現障礙，這也是失語的表現。失語的症狀通常有以下表現：

・使用「那個」、「這個」來代指事物的情況變多，會把剪刀稱為「用來剪的那個東西」、筆稱為「寫東西的那個」等。
・就算問病人問題，他也只會像鸚鵡一樣模仿你說的話。
・搞錯讀音，如「橘子」說成「橘擠」、「時鐘」說成「時衝」等。
・語速變慢、口齒不清、聲音變小。

・說話沒有文法，如「今天、天氣、好」。

這些症狀的出現，都表示病人正竭盡所能地想傳達意思。在前頁漫畫中，正在尋找「鋼筆」、「信封」、「信紙」的失智症爸爸，因為沒辦法講出這些物品的名稱，也沒辦法正確發音，所以試著用其他方法，講出「寫東西的那個」，努力想表達他需要這些東西。

「沒辦法將思緒組織成話語」、「沒辦法跟親近的家人表達自己的意思」，如果病人陷入了這些困境，他們的心中會非常孤獨，總是焦躁不安。然後，這種沒辦法好好說話的狀況會持續下去，讓病人愈來愈沒有信心，只記得這份孤獨感，覺得自己跟其他人都有距離感。

這種時候，家人必須先仔細聆聽病人想要傳達什麼，看著對方的臉，適時地附和。然後，慢慢地重複他們說的，試著將這些隻字片語組成句子，如此一來，病人會感覺到「對方正在好好聽我說」而獲得安心感。如果不知道病人想說什麼，可以看看病人的動作，細細觀察，就有可能從病人的肢體語言，知道他想傳達的訊息。

應對的要點

- **慢慢地從對話中找出答案，仔細聆聽並適時附和。**
- **仔細觀察病人的肢體語言，就有可能知道他們想說什麼。**

症狀 8 沒辦法理解聽到的話 ~語言理解力退化~

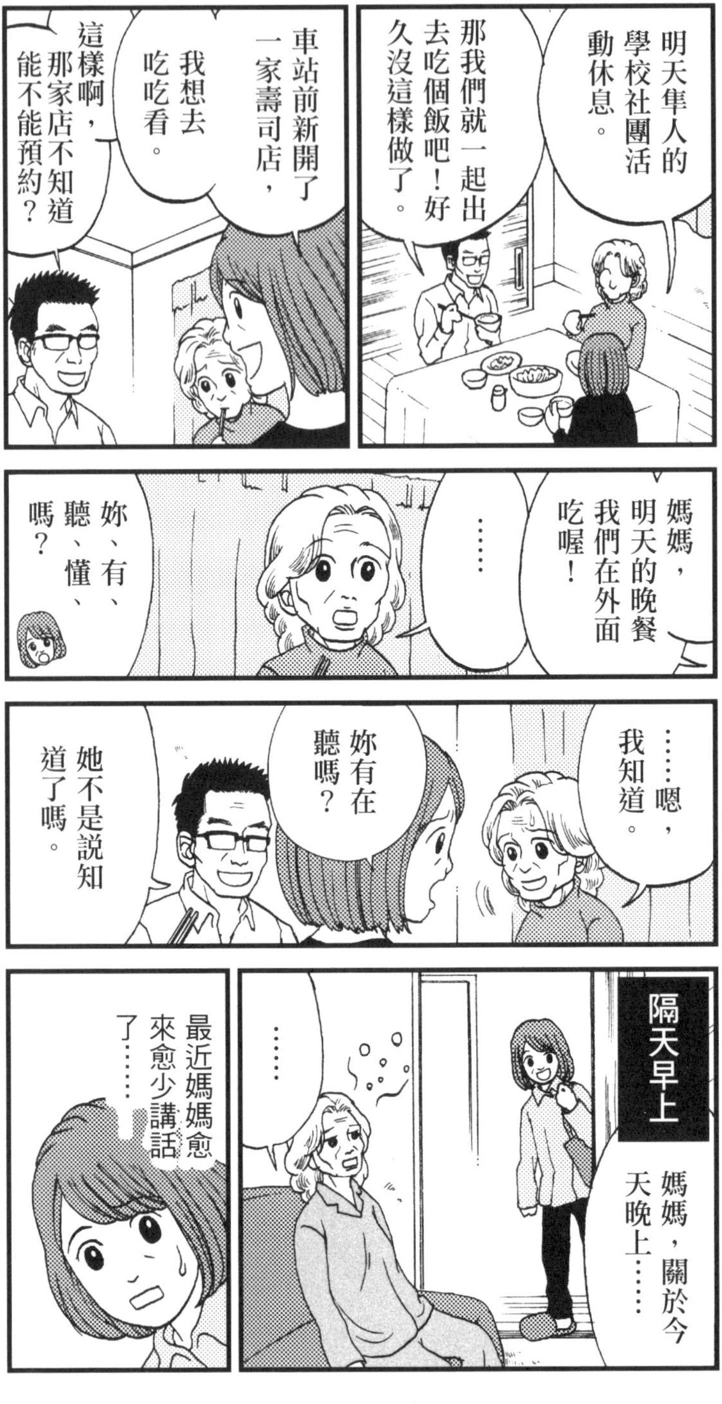

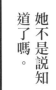

◇失智症病人的視角◇

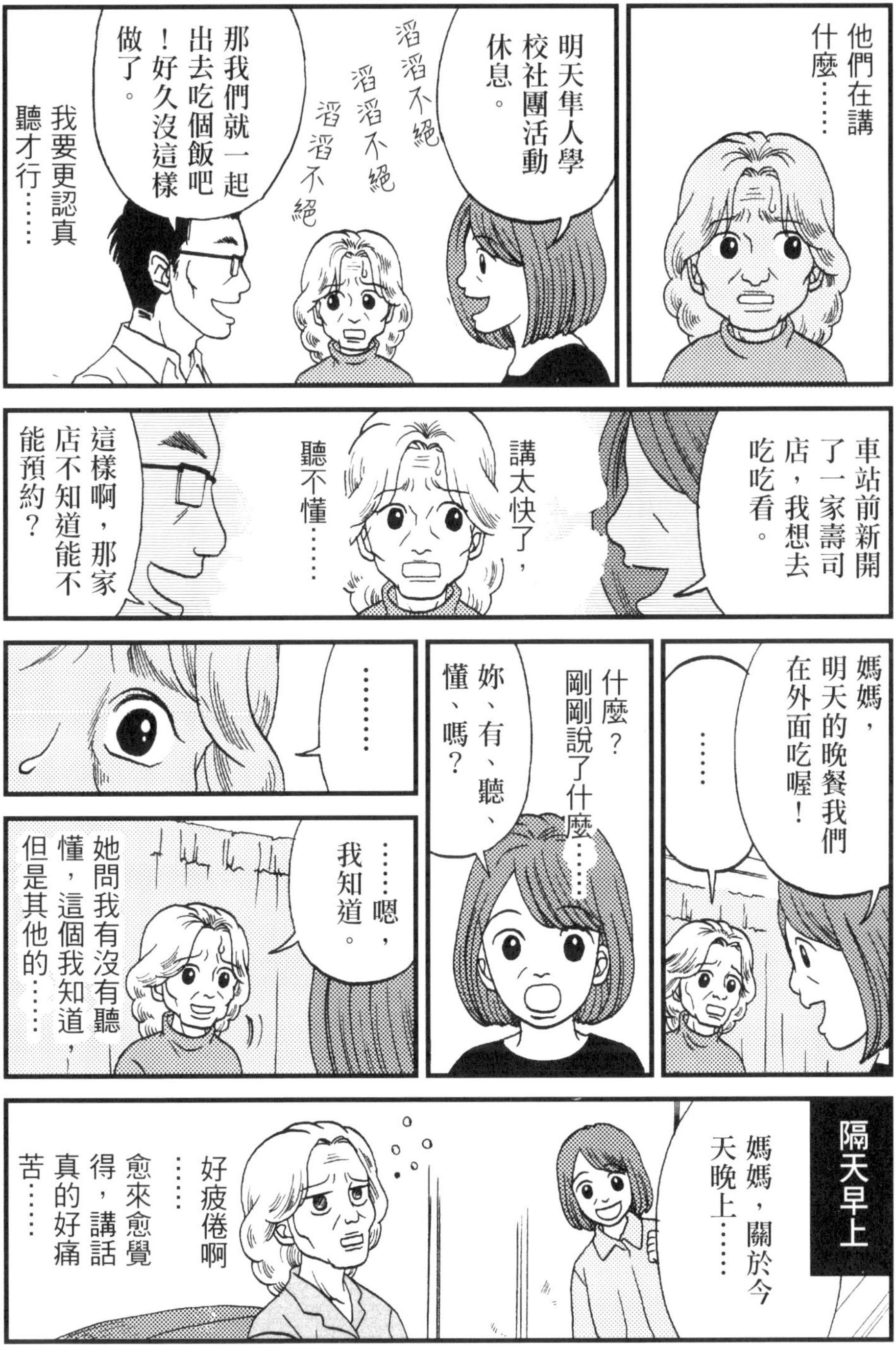
他們在講什麼……
明天隼人學校社團活動休息。
滔滔不絕
滔滔不絕
滔滔不絕
那我們就一起出去吃個飯吧！好久沒這樣做了。
我要更認真聽才行……
車站前新開了一家壽司店，我想去吃吃看。
講太快了，聽不懂……
這樣啊，那家店不知道能不能預約？
媽媽，明天的晚餐我們在外面吃喔！
……
什麼？剛剛說了什麼……
妳、有、聽、懂、嗎？
………
……嗯，我知道。
她問我有沒有聽懂，這個我知道，但是其他的……
隔天早上
媽媽，關於今天晚上……
好疲倦啊……
愈來愈覺得，講話真的好痛苦……

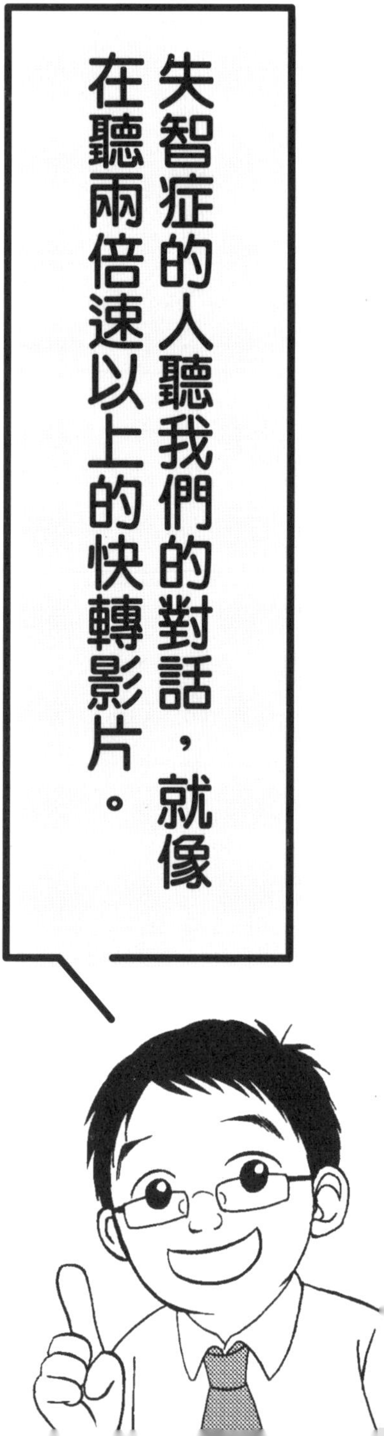
失智症的人聽我們的對話，就像
在聽兩倍速以上的快轉影片。

隨著失智症的惡化，腦中掌管語言的部位功能逐漸衰退，對語言的理解力與表達能力也會愈加退化，變得沒辦法理解別人說的話。這也是「失語」的症狀之一。

據說，失智症病人在聽其他人說話時，就像在看快轉的電影或影片一樣。如果一個句子包含了兩個以上的資訊，他們的理解就會出現困難。**我們可以想像自己身在國外，身邊的人都說著我們聽不懂的外國話。失語其實就與這個狀況類似，他們會沒辦法理解身邊的人在說些什麼……如果對方是家人，沒辦法聽懂家人說的話，對他們來說，就彷彿掉入不安與孤獨的深淵裡。**

像前頁漫畫的案例這樣，跟兩個以上的人同時對話，對失智症病人來說尤其困難。病人為了跟上對話，會全神貫注、想盡辦法地去理解，但這會耗費他們大量的精神。

所以，當我們在與失智症病人對話時，不能用平常的語速，要緩慢、平靜地表達我們要說的事，這就是跟失智症病人對話的原則。而且要盡可能減少對話中的訊息量，一句話裡包含的資訊愈少愈好。像在漫畫當中，對病人來說，「明天要去外面吃晚餐」是重要的訊息，如果能慢慢地、用簡短的句子表達，再加上比手畫腳來輔助，會是很好的方式。

再來，為了不要讓病人感覺不安，在對話時保持溫柔的笑容、帶著豐富的表情是很重要的。失智症病人雖然在理解話語上有困難，但是對於情緒很敏感，他們很在意身邊的人的表情和說話的語調。即使沒有開口，如果失智症的人看見旁人露出困惑的表情，像是在對他們說「到底怎麼了」，或是應對態度很冷淡，這些表現都會讓他們心中的不安愈來愈深。

為了防止失智症的惡化，與人保持對話、溝通，對失智症的病人而言非常重要。在與人講話時，病人如果能夠表達出自己內心的情緒，心情也會比較開朗。想像失智症的世界、同理病人的心情，盡可能地與他們溝通、對話，這些都是我們要多加留心的幾個關鍵。

應對的要點

• 與失智症病人對話時，大原則是要先讓對方看見你的肢體語言。
• 為了緩解病人的不安，在與病人對話時，多多注意自己的表情，請盡量用溫柔、豐富的表情與他們對話。

症狀9 沒辦法隨心所欲地移動身體 ～身體功能退化～

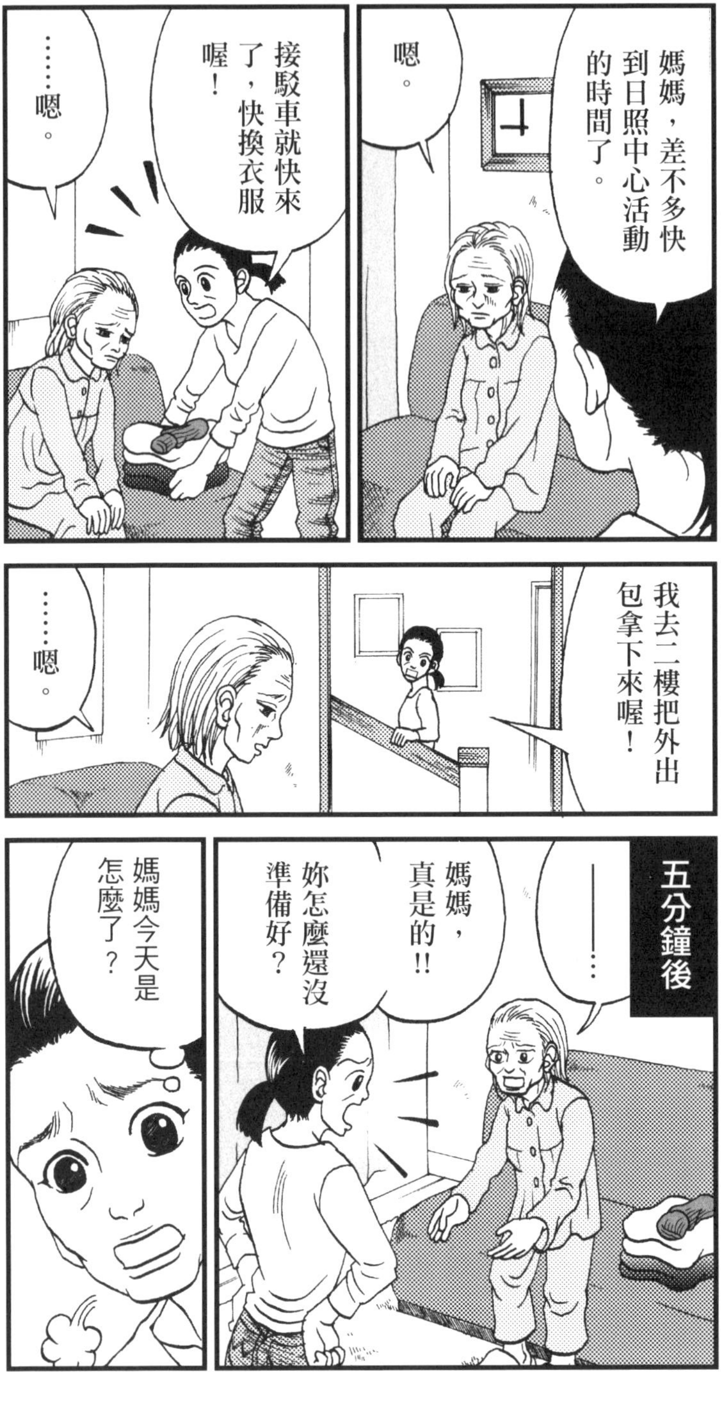
媽媽，差不多快到日照中心活動的時間了。
嗯。
接駁車就快來了，快換衣服喔！
……嗯。
我去二樓把外出包拿下來喔！
……嗯。
五分鐘後
——……
媽媽，真是的!!
妳怎麼還沒準備好？
媽媽今天是怎麼了？

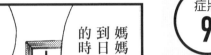

◇ 失智症病人的視角 ◇

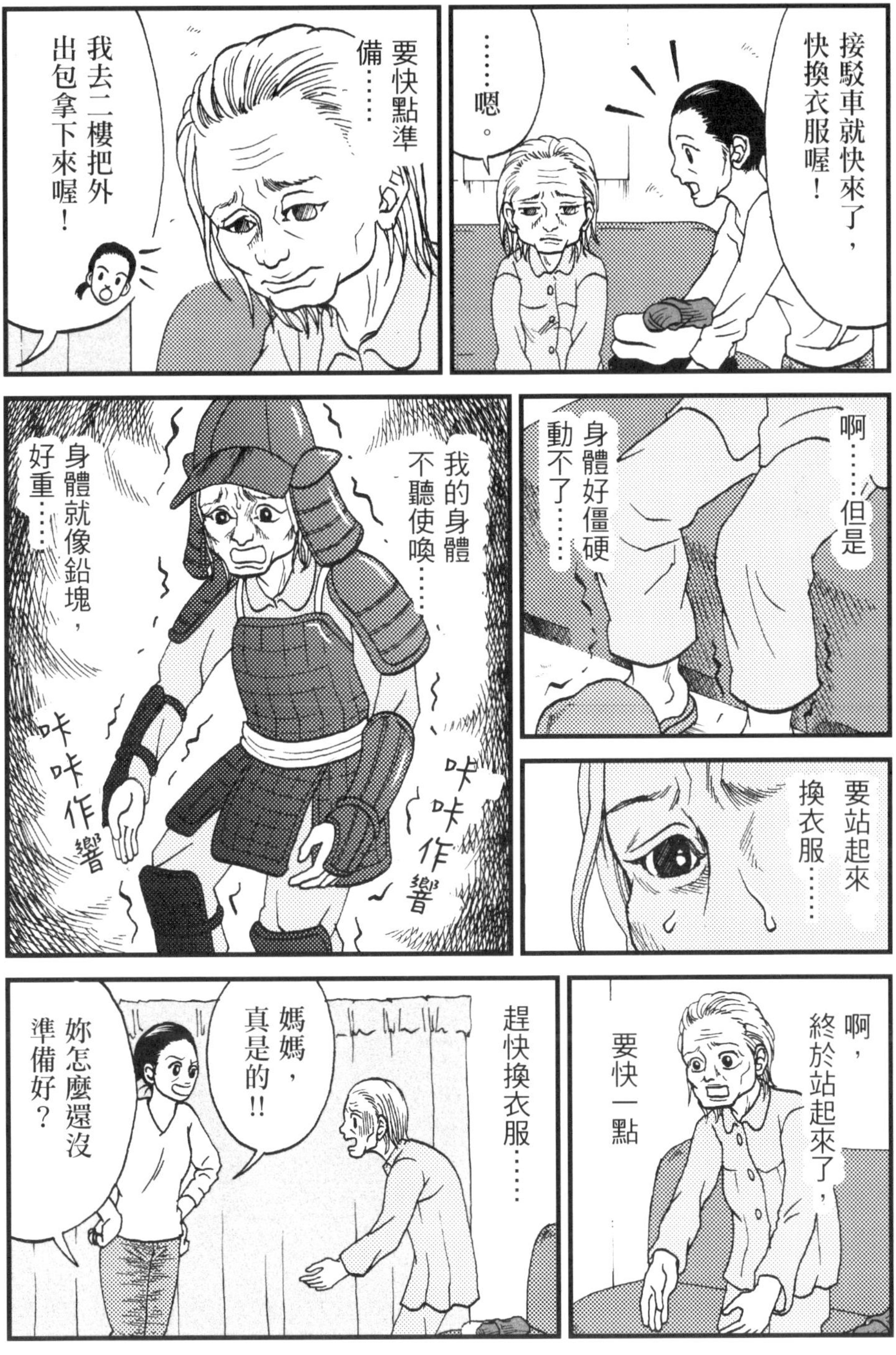

接駁車就快來了，快換衣服喔！
……嗯。
要快點準備……
我去二樓把外出包拿下來喔！
啊……但是
身體好僵硬動不了……
要站起來換衣服……
我的身體不聽使喚……
身體就像鉛塊，好重……
咔咔作響
咔咔作響
啊，終於站起來了，
要快一點
趕快換衣服……
媽媽，真是的!!
妳怎麼還沒準備好？

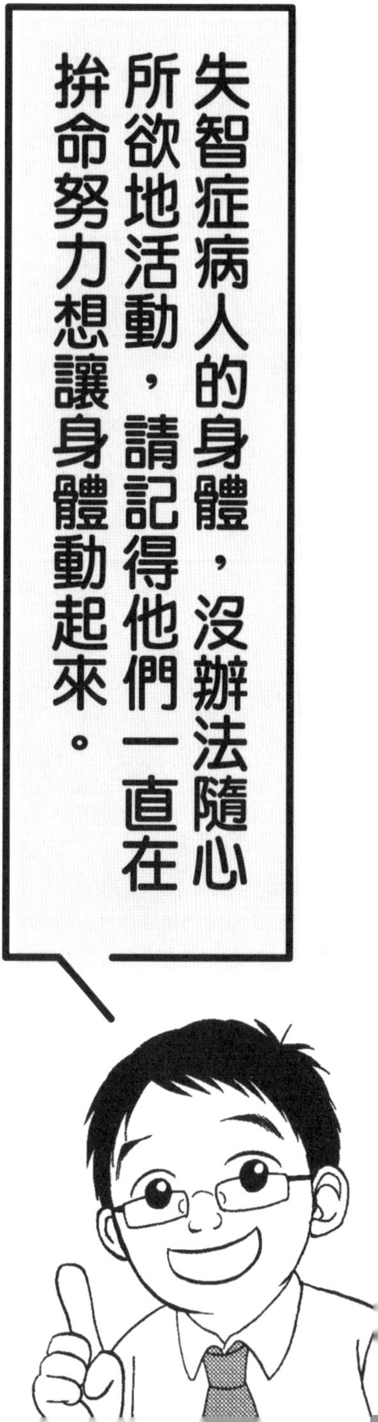
失智症病人的身體，沒辦法隨心所欲地活動，請記得他們一直在拚命努力想讓身體動起來。

失智症有好幾種類型，以路易氏體失智症來說，我們會看見病人的活動力明顯減少，起立、坐下，或者行進的步伐都變得緩慢。這是路易氏體失智症當中，巴金森氏症的一個症狀，專有名詞是「鉛管型僵硬」。出現此症狀時，病人體內各處就像被放了鉛管一樣，各個關節會僵硬得沒辦法活動。日常生活中要站起來或坐下時，我們的身體會朝不同的方向移動，但對失智症病人來說，他們難以在這些日常動作中保持身體平衡。順帶一提，斜著脖子、往前伸出下巴的姿勢，就是鉛管型僵硬患者的動作特徵。

病人的動作變慢時，家人可能會覺得病人想偷懶，或是疑惑病人為什麼總是不照著自己所說的行動，並因此對他們感到煩躁不耐。然而在這些時候，病人其實都想著「不要給家人添麻煩」、「要趕快準備」，盡全力想讓不聽使喚的身體動起來。明明努力想動，身體卻一動也不動，這讓病人非常疲累。而且，巴金森氏症的症狀還包含語言表達的障礙，當病人沒辦法活動身體時，他們也沒辦法將這份痛苦傳達給身邊的人知道，因而內心飽受折磨。

明白了這些情況，當我們遇到病人動作變得緩慢時，我們就知道絕對不能著急、不能拉著他們的衣服催促。**沒有失智症的我們，不特別注意也能理所當然地站起跟坐下。這份「理所當然」是個障礙，阻礙了我們去理解失智症病人的內心。**失智症病人正是因為連理所當然的事情都做不到，所以更加覺得痛苦。因此，對於努力動起來的病人，我們應該懷著感謝的心情。

另外，巴金森式症在情況好與不好時，病人的表現會有極大的不同，所以照顧者的體諒很重要。照顧者如果可以意識到病人「今天狀況比較不好」，在面對病人時，心情也會比較寬容。

應對的要點

- 就算病人的動作很慢，我們也要對努力讓自己動起來的病人，懷著感謝的心情。
- 病人的狀況會時好時壞，要理解「今天（病人）的狀況可能比較不好」，這點相當重要。

◆家人或照顧者的視角◆

症狀10 看見不存在的東西、看錯東西～幻覺、錯覺～

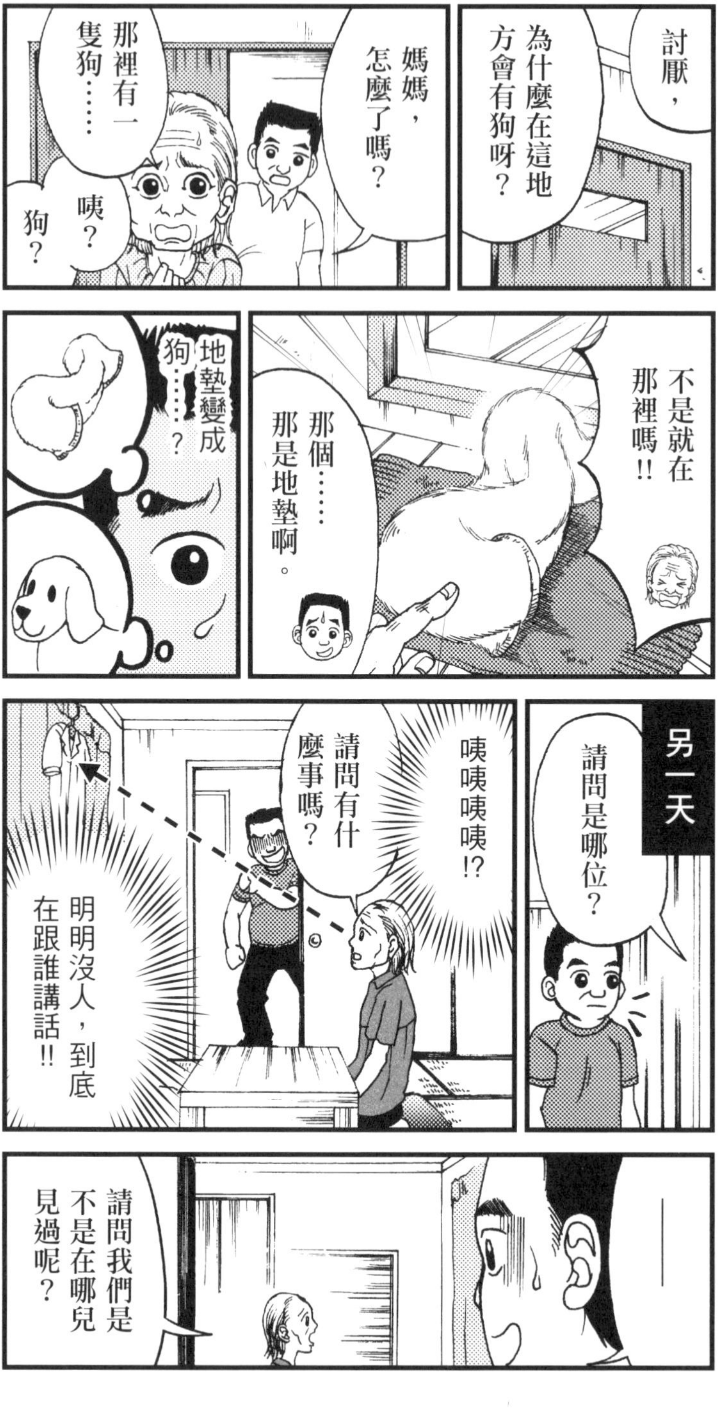

討厭，為什麼在這地方會有狗呀？
媽媽，怎麼了嗎？
那裡有一隻狗……
咦？狗？
不是就在那裡嗎!!
那個……那是地墊啊。
地墊變成狗……？
另一天
請問是哪位？
咦咦咦咦!?
請問有什麼事嗎？
明明沒人，到底在跟誰講話!!
請問我們是不是在哪兒見過呢？

◇失智症病人的視角◇

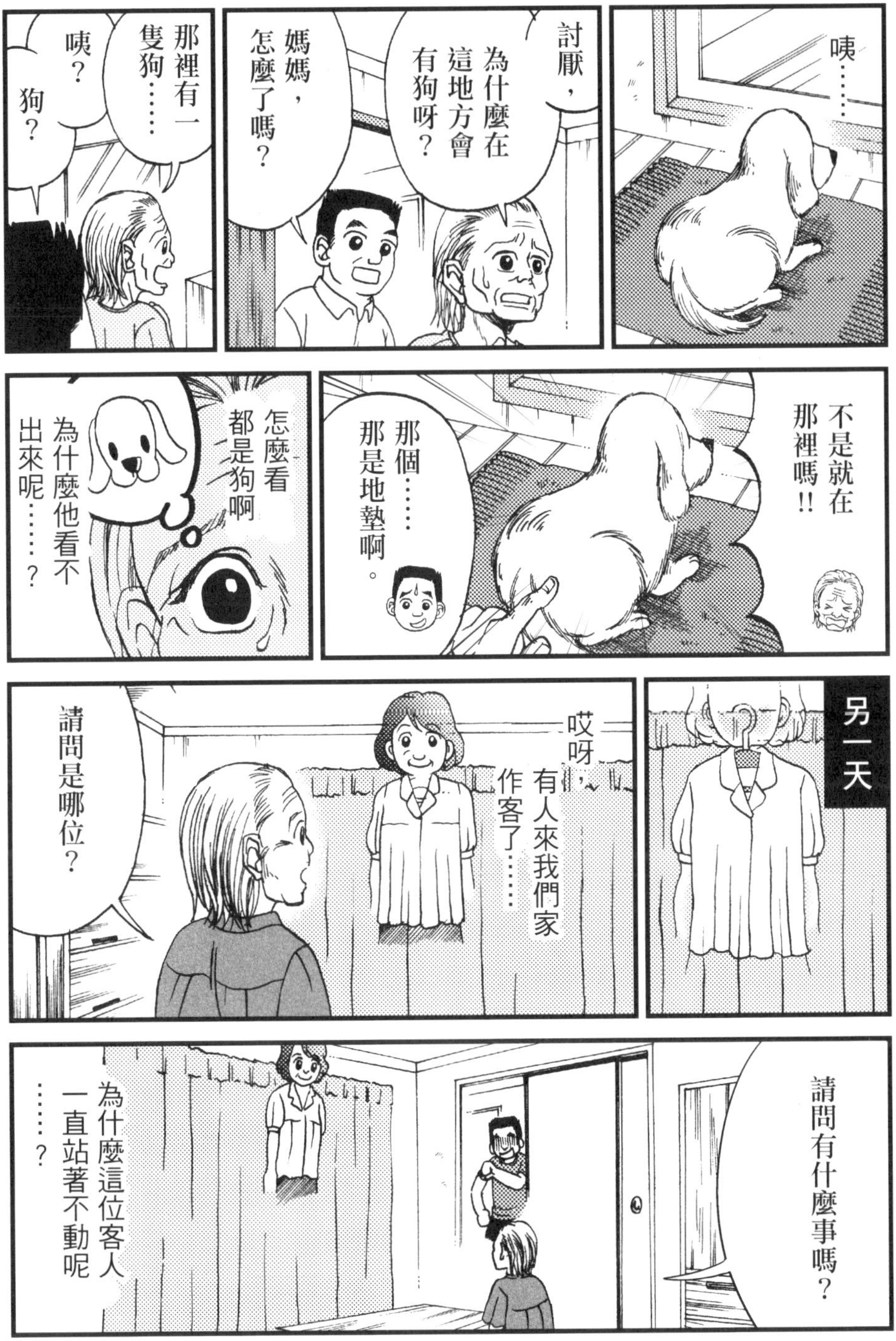

咦……
討厭，為什麼在這地方會有狗呀？
媽媽，怎麼了嗎？
那裡有一隻狗……
咦？狗？
不是就在那裡嗎!!
那個……那是地墊啊。
怎麼看都是狗啊
為什麼他看不出來呢……？
另一天
哎呀，有人來我們家作客了……
請問是哪位？
請問有什麼事嗎？
為什麼這位客人一直站著不動呢……？

失智症所引發的幻覺與錯覺，雖然我們看不到，病人卻實際地看到了。

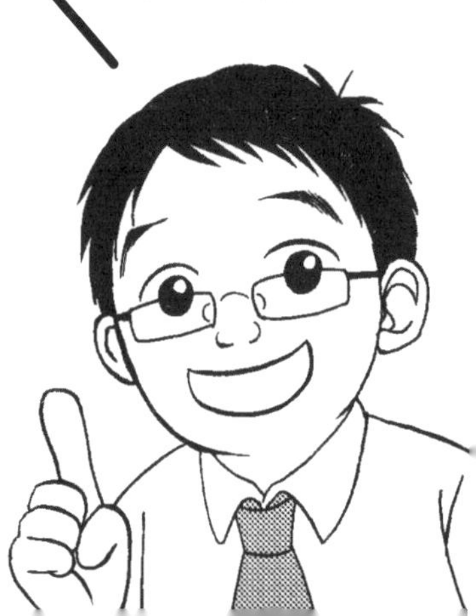

「幻覺」會讓病人看到不存在的東西，「錯覺」則使病人誤認，這兩個行為，都是路易氏體失智症的典型症狀。處理視覺的枕葉一旦血流受阻或萎縮，就會看見實際上不存在的人、小動物、風景等，病人可能看見各式各樣的東西，各種情況都有。

如果是在家裡，有許多病人會把捲起來的毛巾看成貓、狗，把用衣架吊起的衣服看成是真人，把插頭看成象鼻，或把牆壁的花紋看成人臉……這些都是常見的例子。健康的人在很累的情況下也可能會看錯，但是只要冷靜下來仔細看，就能做出正確的判斷。但是，路易氏體失智症帶來的錯覺現象卻會一直持續，很難更正過來。

如果病人突然在沒人的空間裡跟空氣對話、把毛巾看成動物，然後對毛巾抱持恐懼，想必會讓家人嚇一大跳吧。即使如此，否定他們看到的東西也沒有意義，因為幻覺與錯覺的關係，病人看見的東西，對他們來說確實存在。所以，我們首先不該去否定幻覺與錯覺，重要的是去認知到那就是「病人實際上看見的景象」。

幻覺與錯覺的問題在於，這兩個症狀會增強病人心中的恐懼與不安，可能使失智症更加惡化。所以，當病人產生幻覺或錯覺時，請認同他們、與他們的情緒共感。當他們害怕時，可以順著他們的情緒，說一些安慰他們的話，例如「對啊、真恐怖呢」、「我也覺得很討厭呢」，讓他們感覺自己受到理解。說這些話時，你可以溫柔地握著他們的手，減輕他們心中不安。

幻覺與錯覺發生時，如果能帶著他們靠近那個物品，直接用手摸摸看，就可以讓他們回到正確的認知狀態。除此之外，讓他們暫時看向別的地方，也是一個可以讓幻覺消失的方法。

應對的要點

- 讓病人直接用手去觸碰物品，就能修正幻覺。
- 當病人對幻覺感到恐懼時，可以說一些「真可怕」、「真討厭」這類的話，讓病人有情感上的共鳴。

專欄 1

常見的失智症有四種類型

大家可能以為「失智症」是一種疾病的病名，但事實上，「失智症」並不是病名，而是描述這種疾病的狀態：因為腦袋生病了而使得腦部的功能退化，出現認知上的障礙，也阻礙了日常生活。腦袋的認知功能，讓我們擁有記憶、思考、判斷、言語、學習、計算、定向等能力，我們仰賴這些重要的能力，過著獨立自主的生活。當這些能力退化，人就會經常忘東忘西、變得難以辨認身邊的人事物，也無法做出正確的判斷，日常生活就像充滿障礙物一樣窒礙難行。

失智的疾病有好幾百種類型，其中，最具代表性的就是阿茲海默症，在所有失智症患者當中，約有六成病人得的是阿茲海默症。除了阿茲海默症之外，還有血管性失智症、路易氏體失智症、額顳葉型失智症，這四種類型被稱為是「四大失智症」。

這四大失智症雖然都是腦部功能出現障礙，但出現障礙的部位各有不同。因此，四種失智症的症狀與病人的生活方式也不盡相同。

就讓我們將這四種失智症的特徵，彙整起來看看吧。

●阿茲海默症（阿茲海默型失智症）

阿茲海默症的成因，是因為一種叫做β類澱粉蛋白質的物質在腦中沉積，這種物質就像是腦神經細胞的「老人斑」一樣，海馬迴與頂葉的功能會因而退化。海馬迴負責短期記憶，頂葉則是負責辨識方圓、遠近，因此，病人在初期會出現記憶障礙、定向感障礙等症狀，如果狀況惡化，病人就會在穿衣服、吃飯這些日常活動中出現困難。

●大腦各個部位的名稱

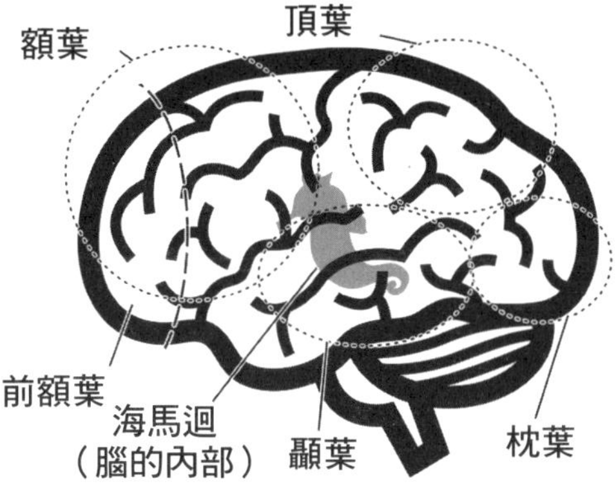

●路易氏體失智症

如果大腦皮質中的路易氏體發生病變，就會導致多巴胺（一種神經傳導物質）數量減少、變得不足。初期會從枕葉開始萎縮，讓視覺受到損害，變得沒辦法正確辨識眼前的東西，產生幻覺（看見實際不存在的東西）或是錯覺（錯認物品）等等。視覺混亂是路易氏體失智症特有的症狀，除了視覺以外，病人也有巴金森氏症的症狀，動作變得遲緩，也會出現動眼期睡眠障礙，睡覺時大聲說出夢話、做出激烈的肢體表現。雖然也有記憶障礙、定向感障礙、判斷力退化等狀況，但症狀不像阿茲海默症那樣明顯。

血管性失智症

因為腦中血管阻塞、破裂，導致腦細胞死亡（例如腦梗塞、腦出血、蜘蛛膜下腔出血），而引發的失智症。

血管性失智症多數為額葉損傷，額葉掌管著我們的行動與思考，因此，額葉受傷的失智症病人在行動上會出現障礙，不僅變得遲緩，活動量也大幅降低。

額顳葉型失智症

我們大腦的前額葉掌管高階的判斷能力、思考以及感情，顳葉則讓我們能夠辨識聲音、說話、也負責記憶，當這兩個部位退化，就會引發額顳葉型失智症。

額顳葉型失智症的病人並不會有顯著的記憶功能障礙，但是因為前額葉的萎縮，他們可能會變得非常急性子，許多病人會做出偷東西、坐霸王車等比較反社會的行為，言談也會較有攻擊性。這類失智症還有另一個特徵，病人會每天重複相同的行為、三餐吃相同的東西、老是走同一條路去同一個地方。

不管是哪種類型的失智症，試著去貼近病人的內心，都是失智症照護中非常基本、也非常重要的一點。如果我們去認識病人屬於哪種類型，多多了解可能發生的症狀，就可以去防範各種狀況，找出更適合用來應對病人的模式。

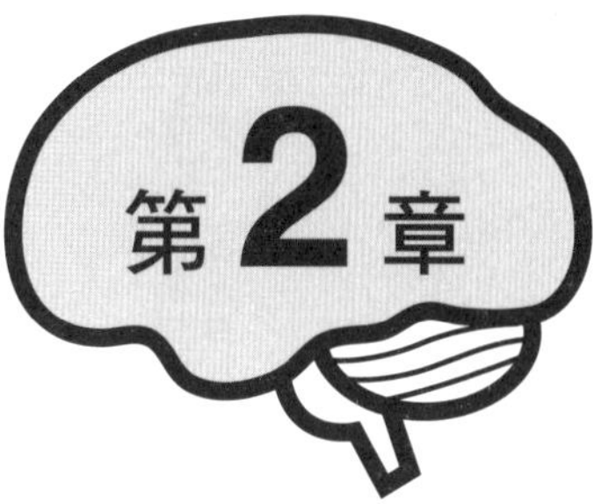

讓失智症問題迎刃而解的事件簿

～推理病人內心的技巧～

為了解開失智症世界之謎，我們要像偵探一樣推理

失智症的周邊症狀有徘徊、幻覺、言談不合邏輯、妄想等等，這些旁人看來匪夷所思的行為持續出現，讓許多病人的家人、照顧者陷入困惑，每天疲於應付。但就像第一章所描述的，隨著失智症病程的推進，病人的不安日漸強烈，他們其實是在想盡辦法要解決這些問題。我們可以把那些難以理解的行為，想成是病人正在努力的表現。能夠想像病人的視角、貼近他們的內心，讓病人打從心底感到安心，這些在失智症的照護中都非常重要。

在第二章，我會介紹一些在照護現場令我印象深刻的案例，並用漫畫讓大家知道如何引導失智症病人解決問題。雖然人名與行為狀況有些許更動，但這些都是我實際的經驗。另外，漫畫中有著雙線外框的格子，表現的是失智症病人的內心想法，大家也可以藉此知道失智症的世界究竟是什麼模樣。每個案例漫畫的下一頁都會有詳細的解說。

失智症的症狀會依據個人的人生經驗、個性、習慣等而有不同的表現，有時候行為模式的差異極大，依據每個人的情況不同，適合的照顧方式也會有所差別。探索失智症的世界就像偵探的工作一樣，要從許許多多的資訊中抽絲剝繭，連結各個線索，推理出解決的方法，

就像一部在現實世界上演的「失智症的偵探事件簿」。

雖然難以找到一個固定的方程式來解答失智症的問題，沒辦法說「出現這個症狀時，這麼做一定可以解決」，但是我希望大家可以藉著閱讀漫畫，從我的推理與思考方式去試著解讀病人的行為，並且對失智症有更多、更正確的認識。如果我所提供的方法可以成為大家的助力，幫助大家去思考什麼是適合的照顧方法，那就再好不過了。

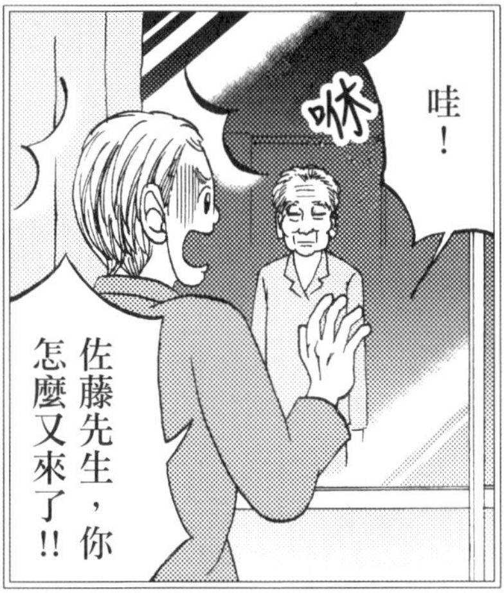
哇！
咻
佐藤先生，你怎麼又來了!!

→在案例五

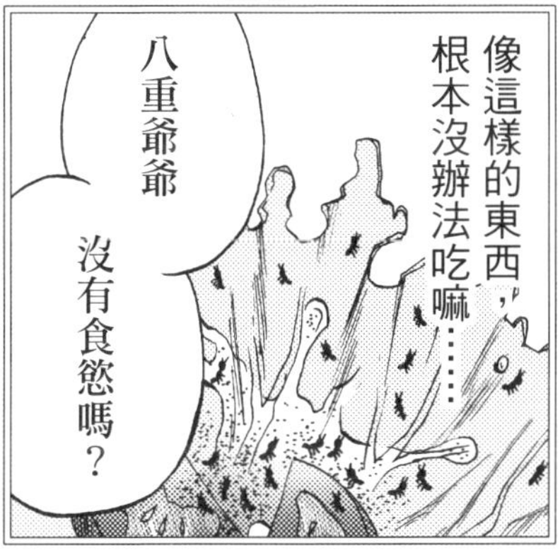
像這樣的東西，根本沒辦法吃嘛……
八重爺爺
沒有食慾嗎？

→在案例六

↑
像這樣有著雙線外框的格子，表現的是失智症病人的視角。

案例 1

深夜在安養院徘徊的理由

高橋滿女士（80歲）的狀況

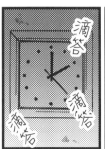

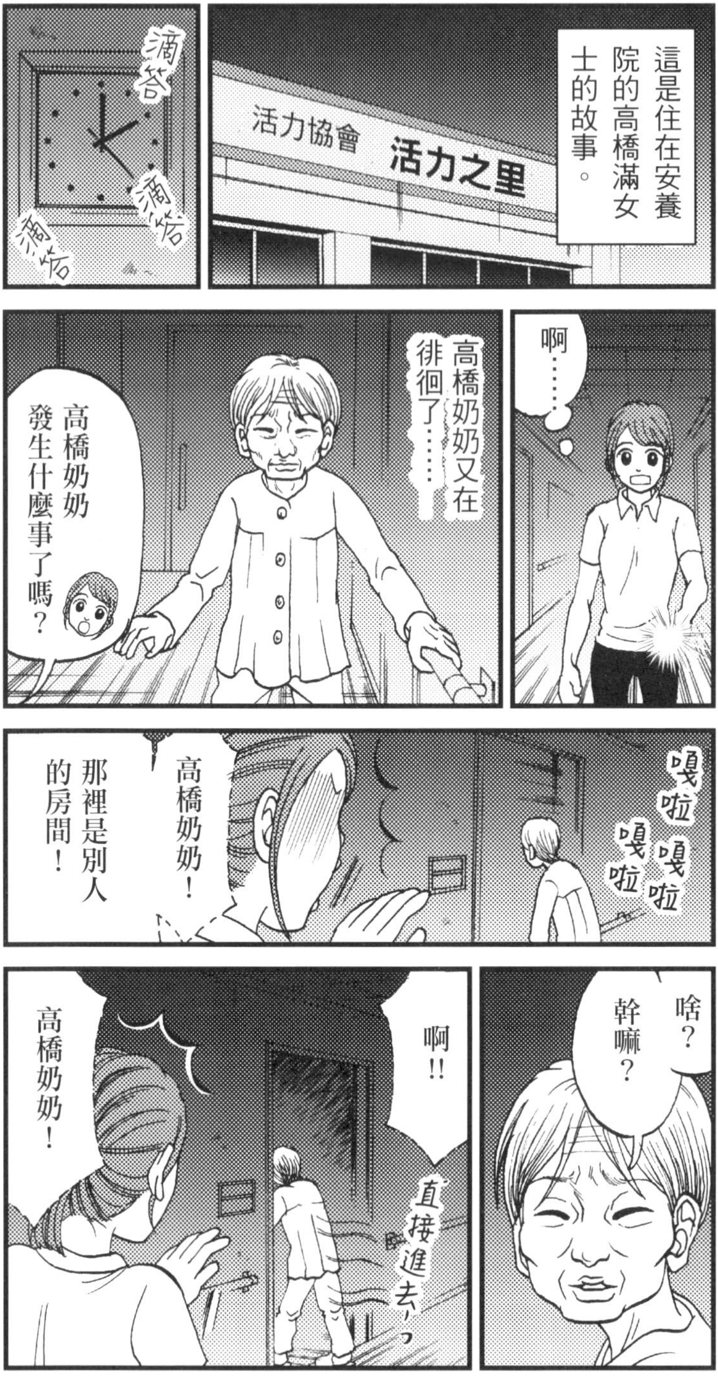

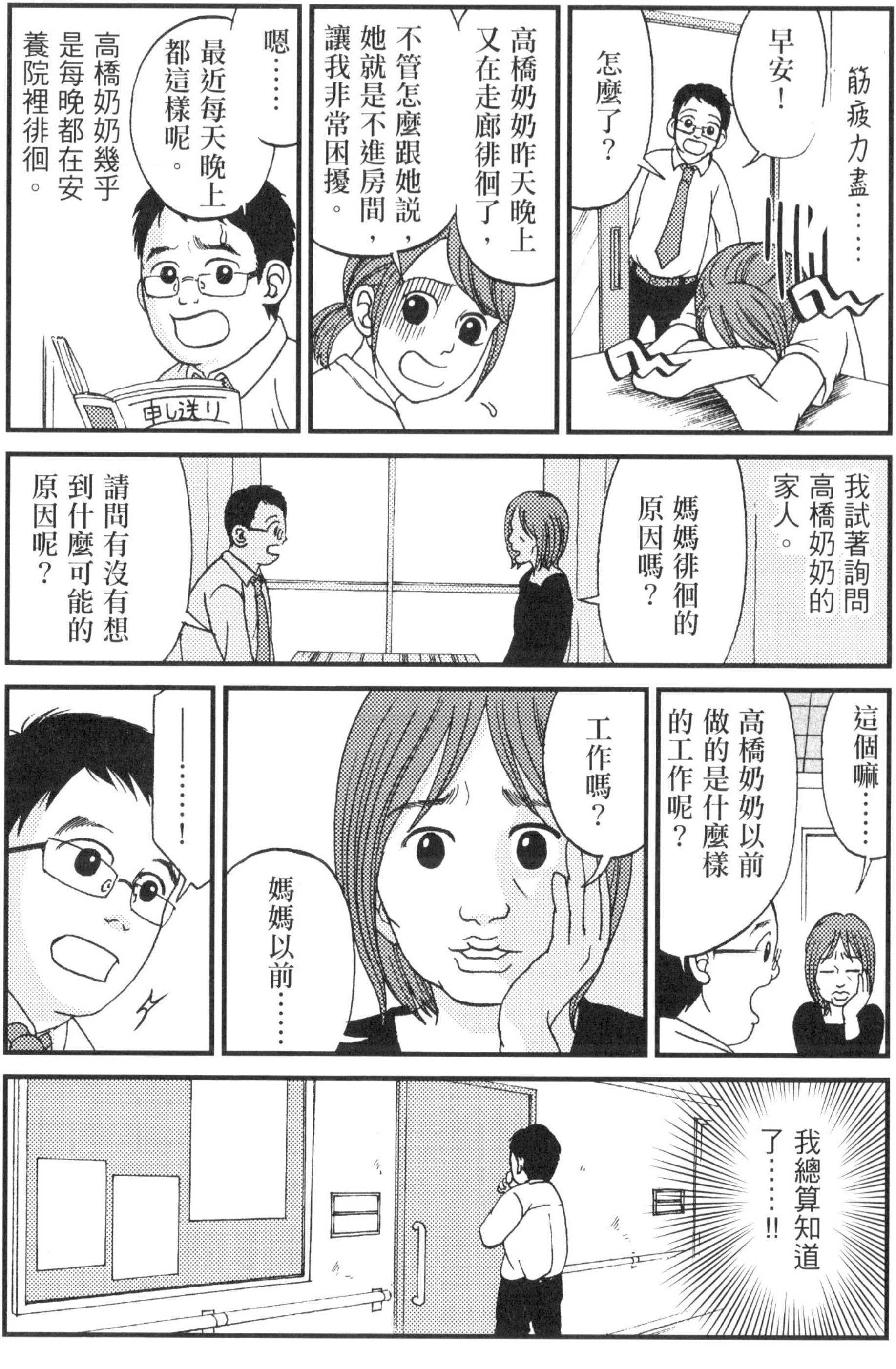
筋疲力盡……
早安！
怎麼了？
高橋奶奶昨天晚上又在走廊徘徊了，
不管怎麼跟她說，她就是不進房間，讓我非常困擾。
嗯……
最近每天晚上都這樣呢。
高橋奶奶幾乎是每晚都在安養院裡徘徊。
申し送り
我試著詢問高橋奶奶的家人。
媽媽徘徊的原因嗎？
請問有沒有想到什麼可能的原因呢？
這個嘛……
高橋奶奶以前做的是什麼樣的工作呢？
工作嗎？
媽媽以前……
——……！
我總算知道了……!!

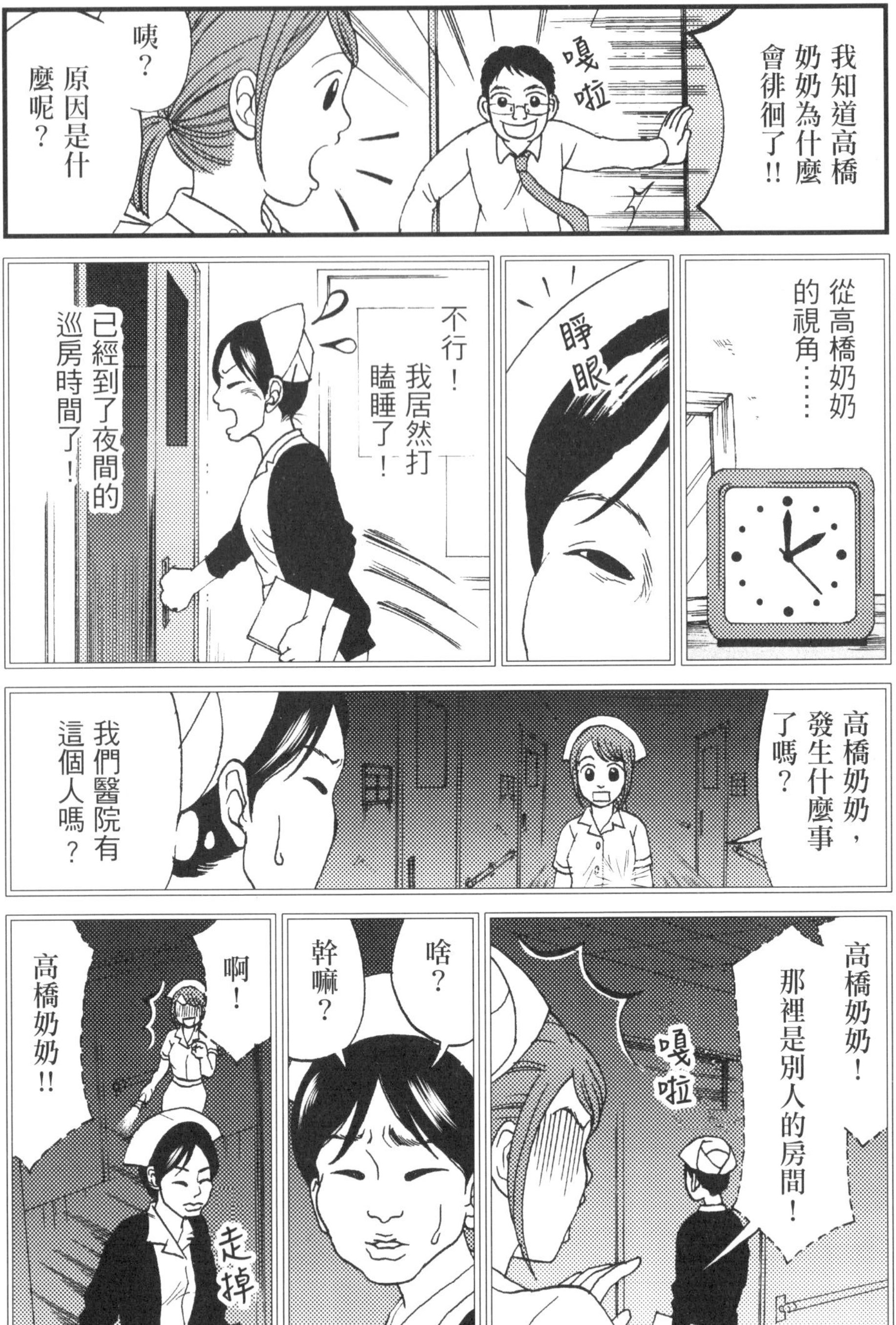

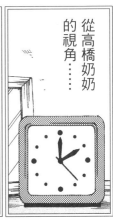

我知道高橋奶奶為什麼會徘徊了!!
嘎啦
咦？
原因是什麼呢？
從高橋奶奶的視角……
睜眼
不行！我居然打瞌睡了！
已經到了夜間的巡房時間了！
高橋奶奶，發生什麼事了嗎？
我們醫院有這個人嗎？
高橋奶奶！那裡是別人的房間！
嘎啦
啥？
幹嘛？
啊！
高橋奶奶!!
走掉

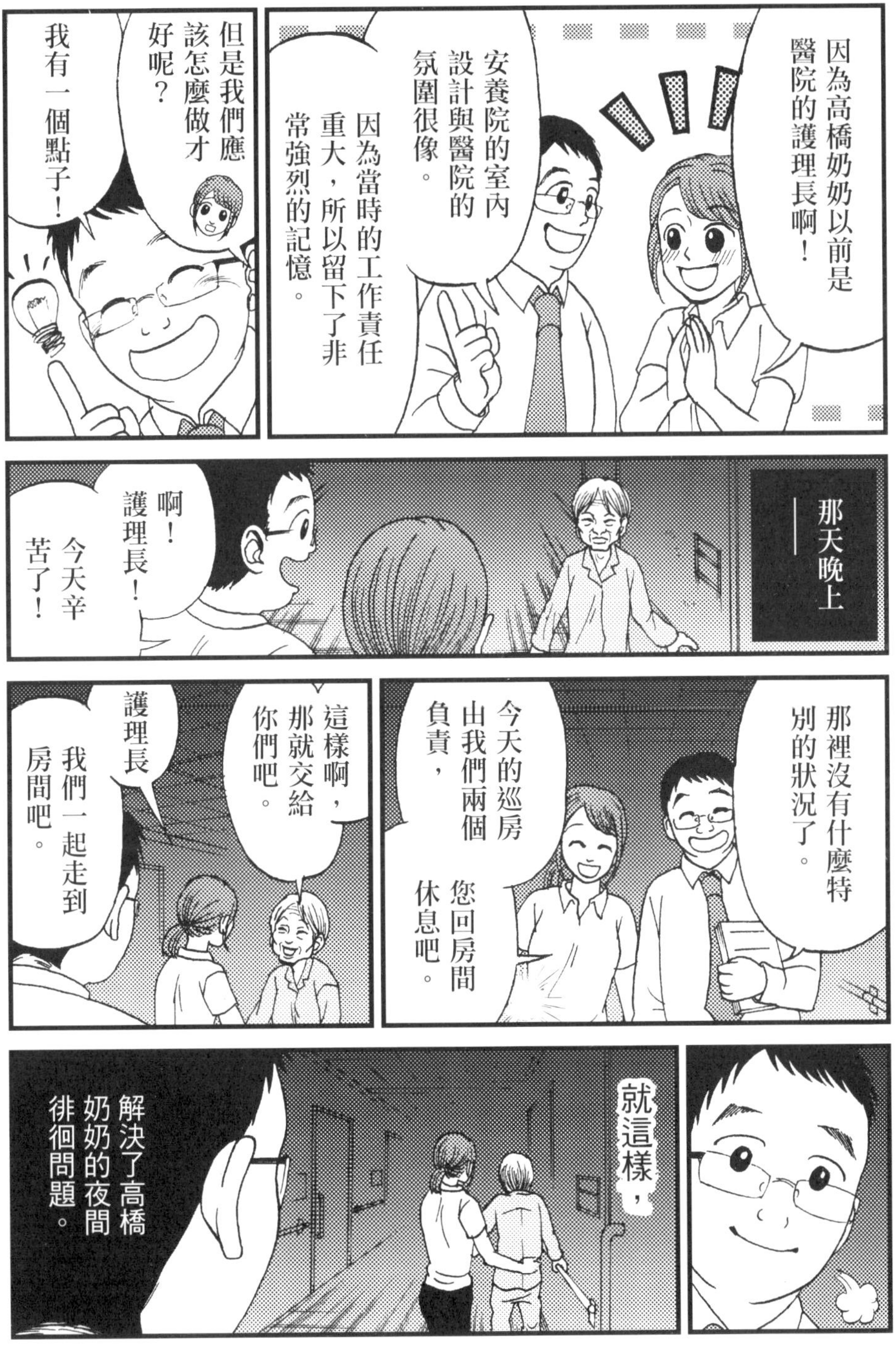
因為高橋奶奶以前是醫院的護理長啊！
安養院的室內設計與醫院的氛圍很像。
因為當時的工作責任重大，所以留下了非常強烈的記憶。
但是我們應該怎麼做才好呢？
我有一個點子！
那天晚上──
啊！護理長！
今天辛苦了！
那裡沒有什麼特別的狀況了。
今天的巡房由我們兩個負責，
您回房間休息吧。
這樣啊，那就交給你們吧。
護理長
我們一起走到房間吧。
就這樣，
解決了高橋奶奶的夜間徘徊問題。

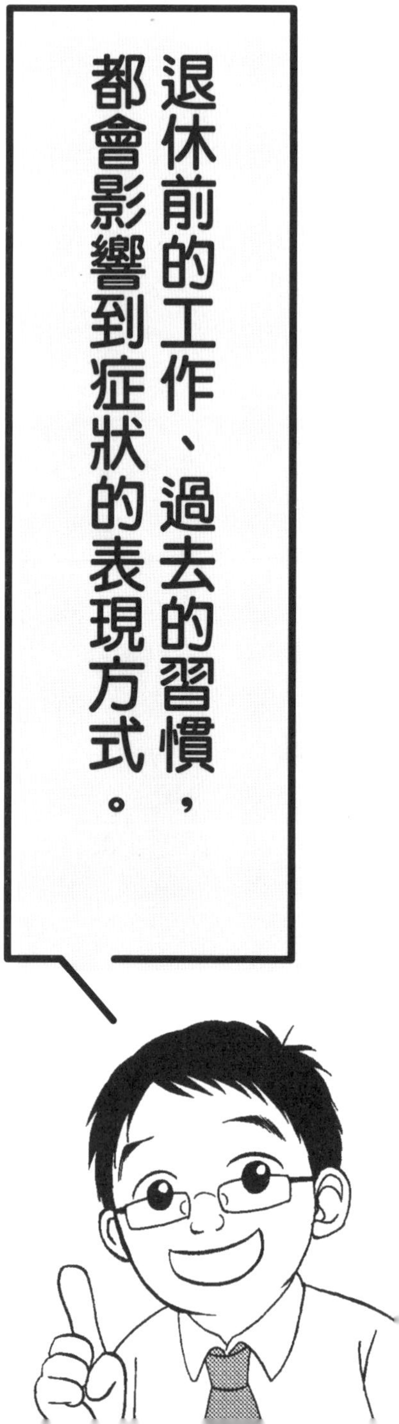
退休前的工作、過去的習慣，都會影響到症狀的表現方式。

「徘徊」是失智症的周邊症狀之一。雖然徘徊指的是「沒有目的地亂走」，但這個定義並不適合用來代表這個症狀。即使旁人很難看得出來，但大多數的情況，病人其實都出於某種目的而行動。所以當病人出現徘徊的行為時，最重要的，是找出病人這麼做的目的究竟是什麼。

在這個案例中，解開問題的關鍵，就是高橋奶奶曾經擔任過醫院的護理長。從結論來看，高橋奶奶就是因為有定向感障礙，所以她才會在自己擔任護理長的記憶被喚醒時，習慣性地去值夜班，每到晚上就在安養院內走來走去。而且，安養院裡床鋪並列，整體的氛圍與醫院非常相似，這也是高橋奶奶之所以誤認、把安養院當成醫院的原因之一。像這樣的狀況，因為病人覺得自己在值夜班、必須巡邏病房，所以我們再怎麼努力勸說病人回房間，也不會有太大的效果。當我們裝成醫院員工對高橋奶奶說：「我們代替妳去巡邏病房吧！」高橋奶奶立刻就放心地回自己的房間了。

受到過去經驗的影響，失智症病人經常會出現讓人摸不著頭緒的行為。我們也常看到，有些人到傍晚就想著「要回家煮晚餐」而想回家，或有些人會在早上說著「我要去工作了」並打算出門。**因為如此，在尋找難以理解的行動背後的原因時，要從病人的職業、生活習慣、興趣去思考，仔細探察病人過去的生活是很重要的。**

順帶一提，像第一章的症狀四，失智者若在散步或購物途中，突然不知道自己身在何處而回不了家，許多人最後會演變成在外徘徊。在外徘徊很可能導致意外事故，也可能威脅病人的安全。所以，如果病人可能在外出時徘徊迷路，請讓病人隨身攜帶寫著緊急聯絡方式的標籤或貼紙。針對可能造成危險的狀況，事先找到預防對策非常重要。

應對的要點

・病人的工作經驗、過去的生活習慣、興趣，都可以引導我們推論他們的內心，要找到解決問題的線索，請先仔細調查病人的生活經歷吧！

案例
2
為什麼嘴巴唸口渴卻在找剪刀？
金子千代女士（71歲）的狀況

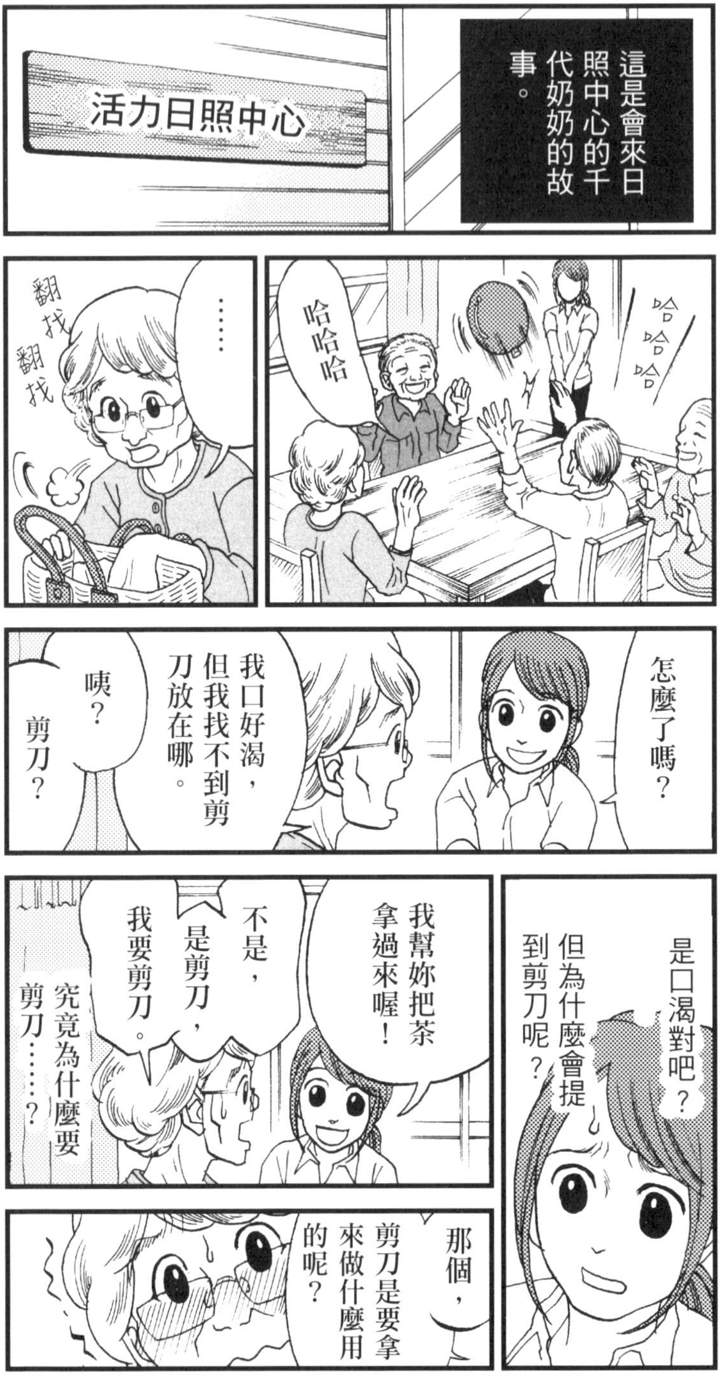
這是會來日照中心的千代奶奶的故事。
活力日照中心
哈哈哈
哈哈哈
……
翻找翻找
怎麼了嗎？
我口好渴，但我找不到剪刀放在哪。
咦？剪刀？
是口渴對吧？
但為什麼會提到剪刀呢？
我幫妳把茶拿過來喔！
不是，是剪刀，我要剪刀。
究竟為什麼要剪刀……？
那個，剪刀是要拿來做什麼用的呢？

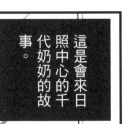

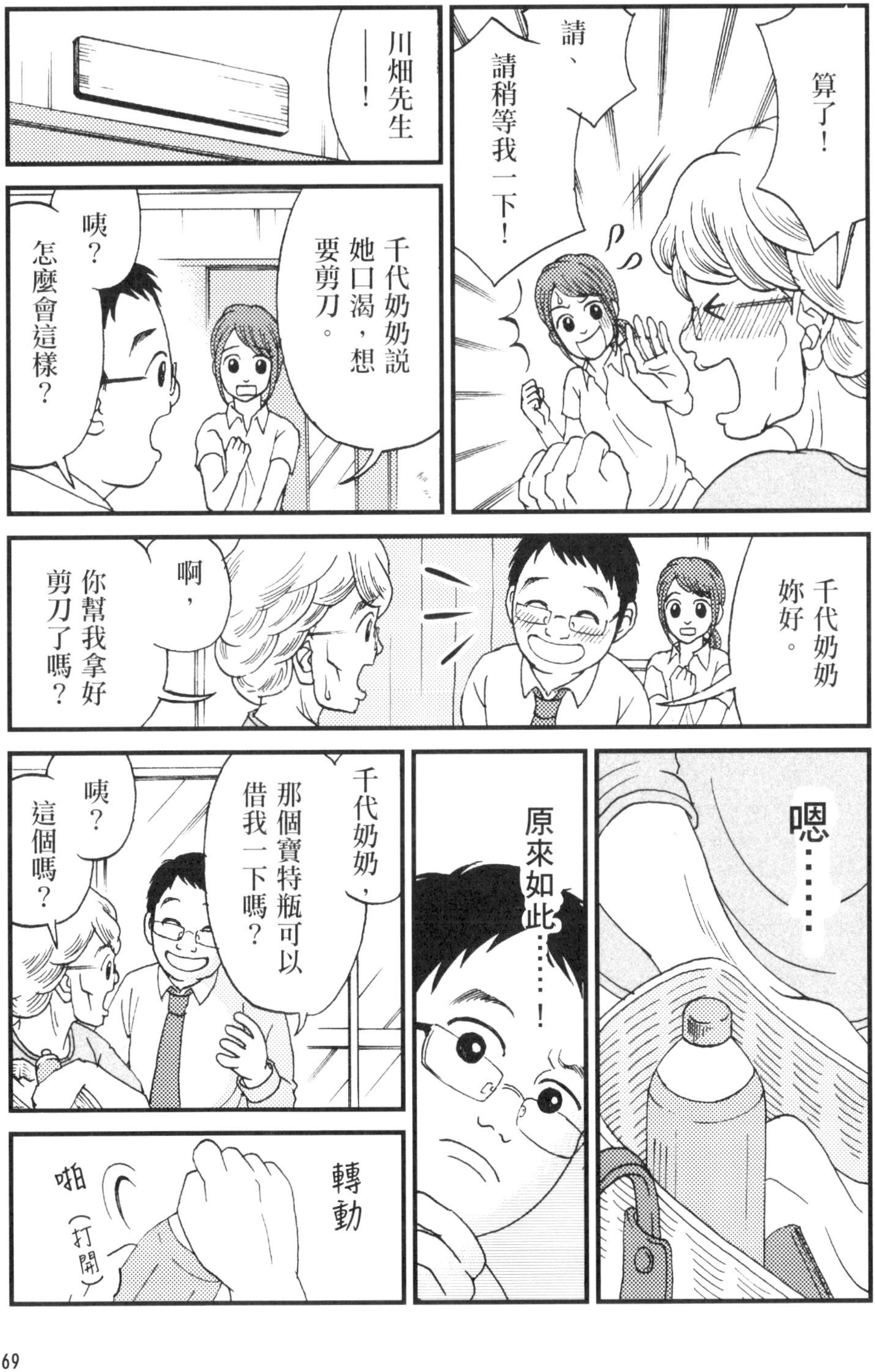
算了！
請、
請稍等我一下！
川畑先生——！
千代奶奶說她口渴，想要剪刀。
咦？怎麼會這樣？
千代奶奶妳好。
啊，你幫我拿好剪刀了嗎？
嗯……
原來如此……！
千代奶奶，那個寶特瓶可以借我一下嗎？
咦？這個嗎？
轉動
啪（打開）

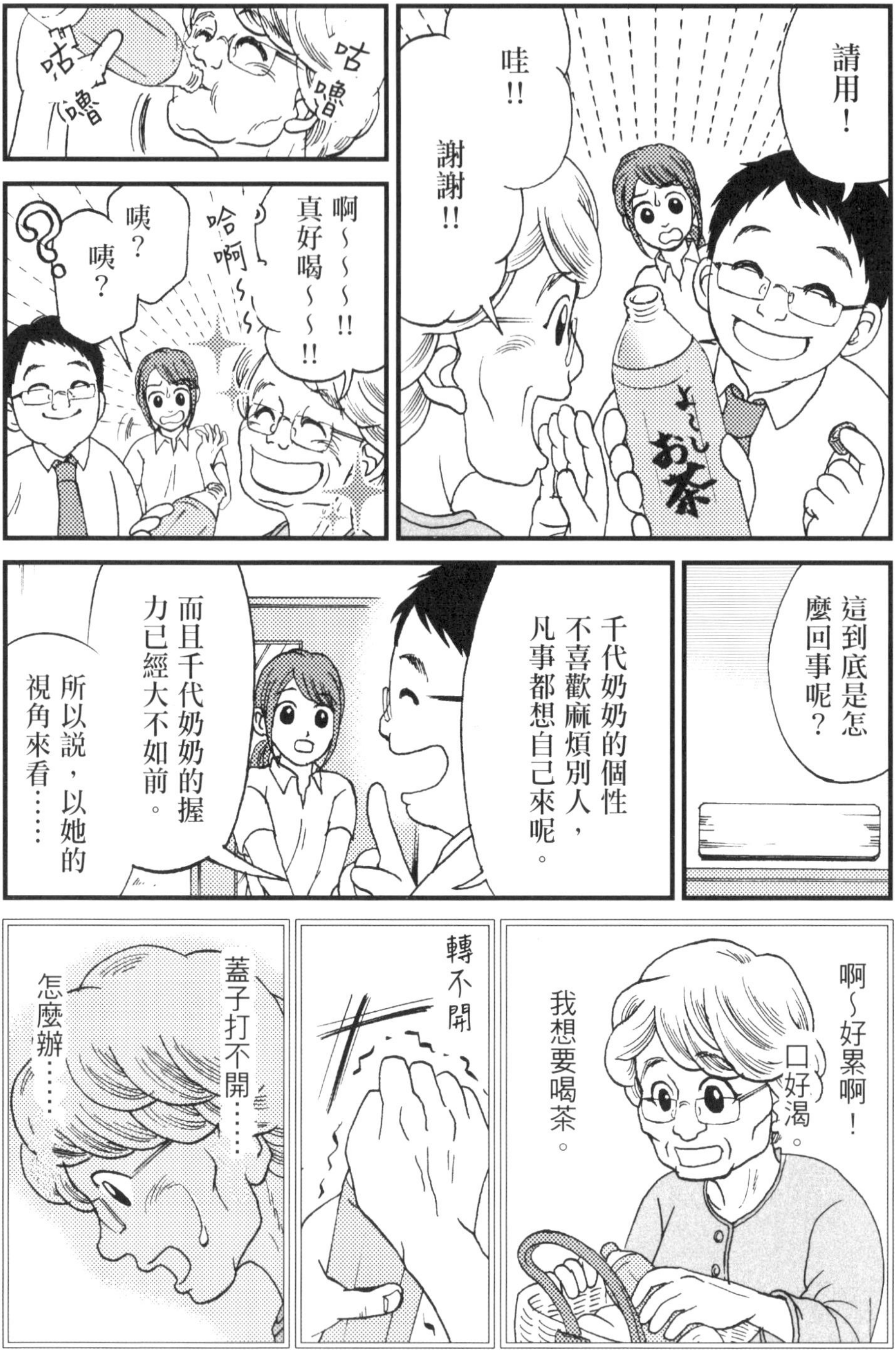
請用！
哇!!
謝謝!!
お茶
咕嚕
咕嚕
啊～～～!!
真好喝～～!!
哈啊～～
咦？
咦？
這到底是怎麼回事呢？
千代奶奶的個性不喜歡麻煩別人，凡事都想自己來呢。
而且千代奶奶的握力已經大不如前。
所以說，以她的視角來看……
啊～好累啊！
口好渴。
我想要喝茶。
轉不開
蓋子打不開……
怎麼辦……

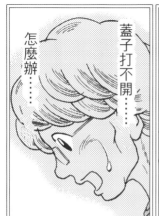

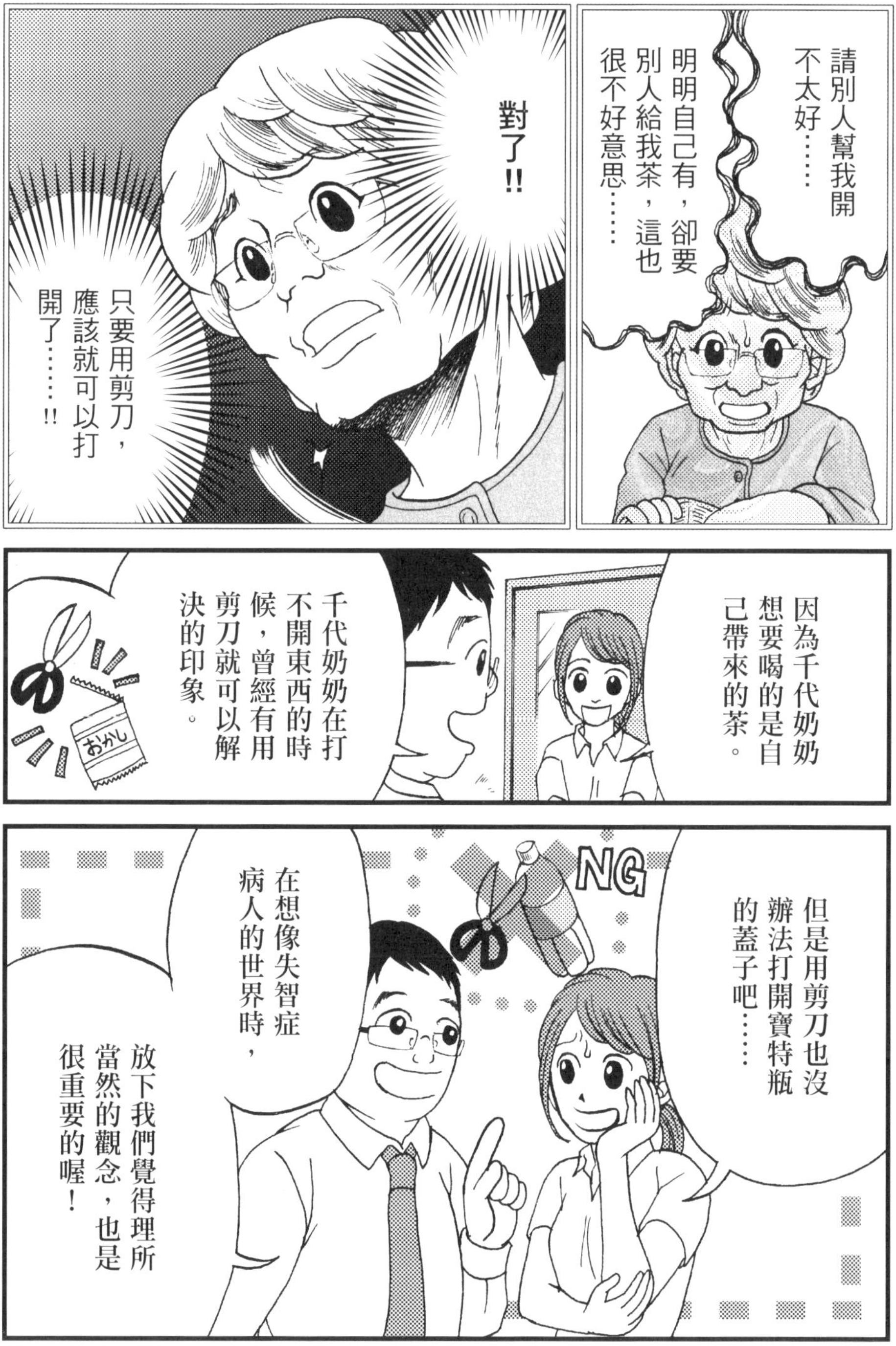
請別人幫我開不太好……
明明自己有，卻要別人給我茶，這也很不好意思……
對了!!
只要用剪刀，應該就可以打開了……!!
因為千代奶奶想要喝的是自己帶來的茶。
千代奶奶在打不開東西的時候，曾經有用剪刀就可以解決的印象。
おかし
但是用剪刀也沒辦法打開寶特瓶的蓋子吧……
NG
在想像失智症病人的世界時，
放下我們覺得理所當然的觀念，也是很重要的喔！

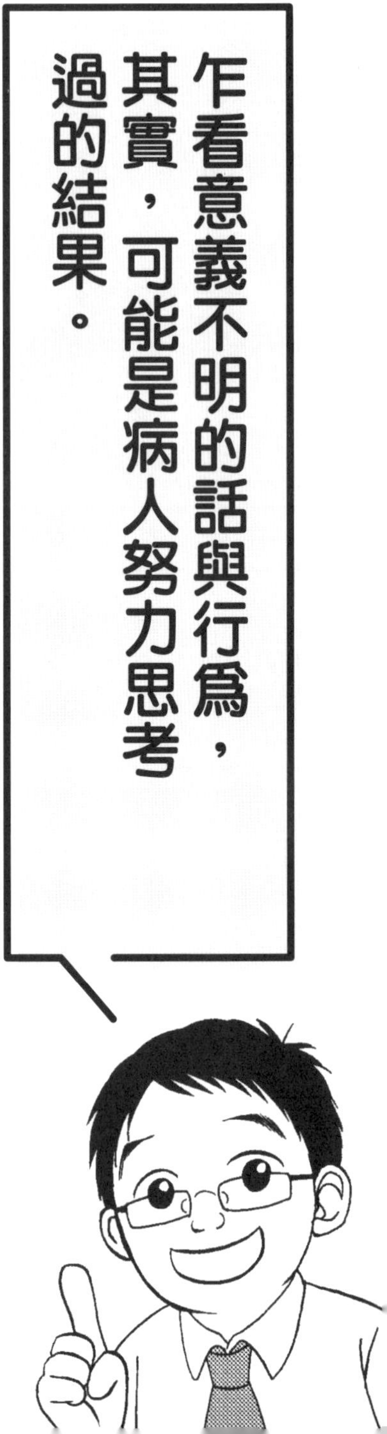
乍看意義不明的話與行爲，
其實，可能是病人努力思考
過的結果。

「因為口渴了，所以需要剪刀。」這句話真的很讓人困惑呢！案例中的千代奶奶因為想打開寶特瓶的蓋子，所以才會想找剪刀。但沒有失智症的我們，一般並不會用剪刀來開瓶蓋，這就是為什麼，我們會覺得千代奶奶說的話難以理解。

失智症病人如果開始出現認知功能退化，思考力、判斷力都會下降，變得沒辦法有條理地思考事情，也會經常說出讓人無法理解、沒有邏輯的話。當我們在試著想像失智症病人的世界時，首先要仔細地觀察周遭狀況，並且從病人的個性以及他出現過的症狀出發，綜合這些資訊，再推理出可能的狀況。前一頁的案例中，「千代奶奶的包包裡放著裝有茶的寶特瓶」、「儘管口很渴，卻不想要別人給她茶」、「千代奶奶的個性是『不想給旁人造成困擾』」等跡象，都是解決問題的線索。此外，「手打不開的東西用剪刀就打得開」的思考模式，跟沒有失智症的我們如出一轍，這麼一想，千代奶奶會想用剪刀來開寶特瓶也完全不奇怪。

綜合以上的線索，我想千代奶奶可能是想要「喝自己寶特瓶裡的茶」，所以只要我把瓶蓋轉開，問題就解決了。

需要注意的是，失智症的人之所以說出意義不明的話，最直接的原因不是思考力與判斷力的衰退。**而是在腦袋功能退化的情況下，他們用剩餘的腦力努力想要自己解決問題，他們思考的結果常常跟我們的常識與觀念有所落差，也因此說出來的話總是令人費解。**請不要忘記，失智症病人一直都「不想給周圍的人添麻煩」、「可以的話還是要靠自己」，他們總是在心裡努力想著該如何解決問題。請不要因為不懂他們所說的話就放棄溝通，仔細觀察他們的狀況，一起推敲他們究竟在想些什麼吧。

應對的要點

- **觀察病人周遭狀況，並考慮病人的個性、症狀，綜合這些資訊做出推理吧。**
- **放下我們覺得理所當然的想法，去想像對方的狀況吧。**

案例

3

為什麼明明很親切卻遭到病人的抗拒？

荒木勝男先生（85歲）的狀況

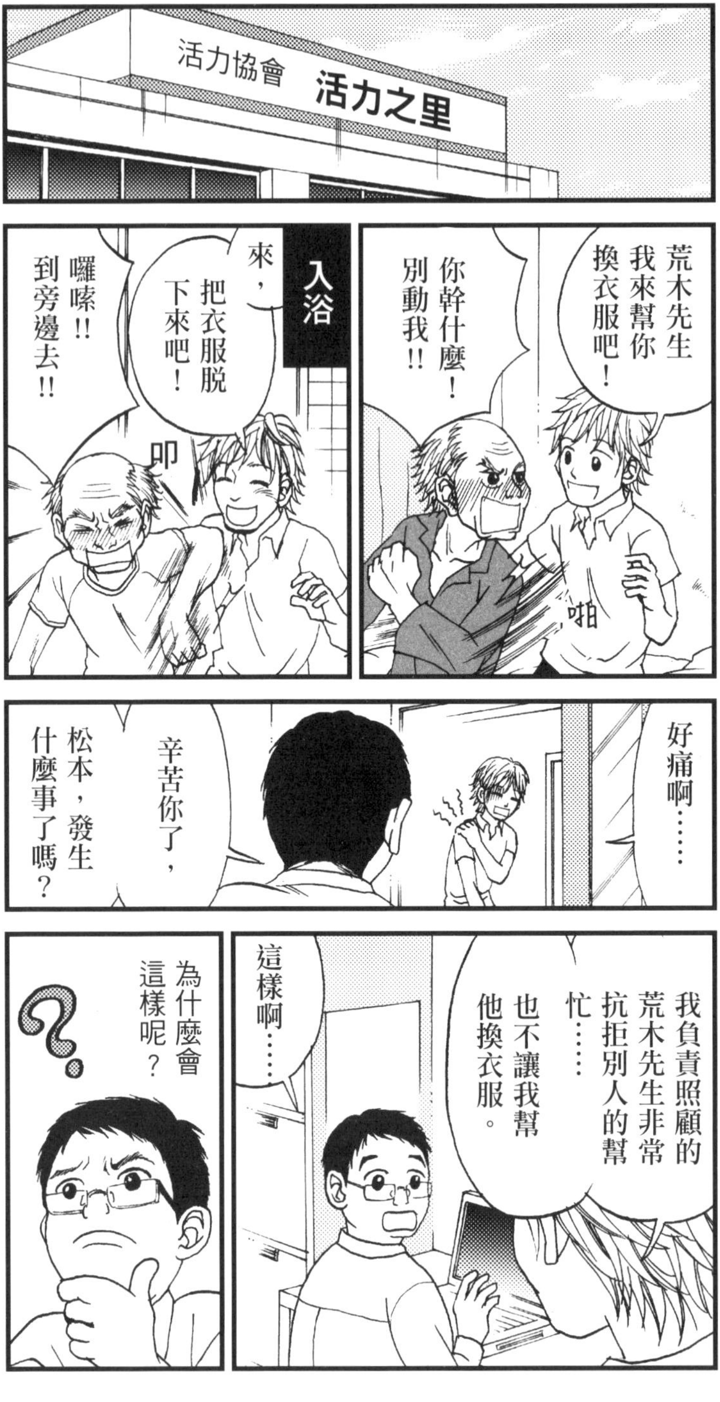

活力協會 活力之里
荒木先生我來幫你換衣服吧！
你幹什麼！別動我!!
啪
入浴
來，把衣服脫下來吧！
囉嗦!!到旁邊去!!
叩
好痛啊……
辛苦你了，松本，發生什麼事了嗎？
我負責照顧的荒木先生非常抗拒別人的幫忙……也不讓我幫他換衣服。
這樣啊……
為什麼會這樣呢？

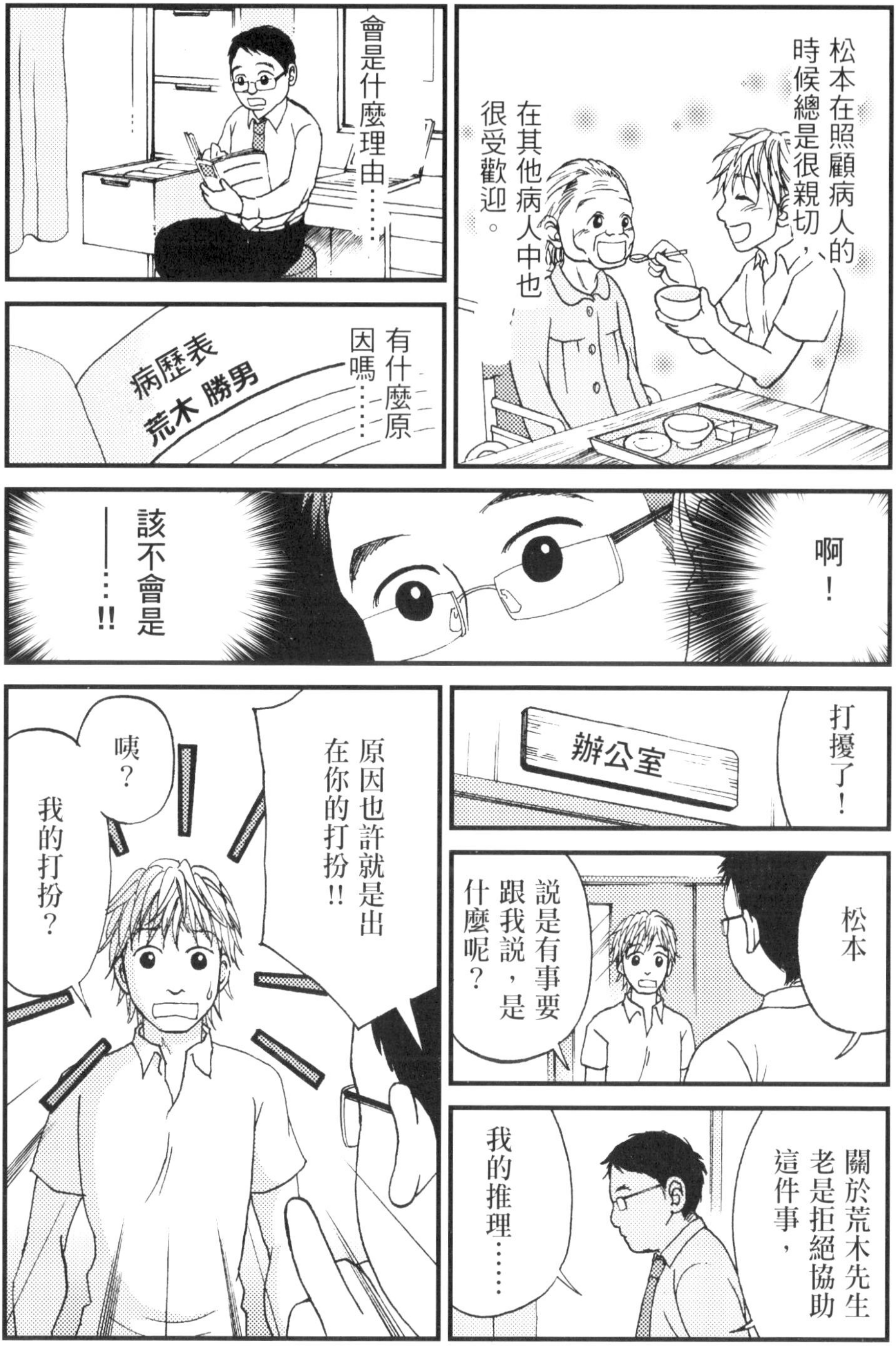
松本在照顧病人的時候總是很親切、
在其他病人中也很受歡迎。
會是什麼理由……
病歷表
荒木 勝男
有什麼原因嗎……
啊！
該不會是——……!!
打擾了！
辦公室
松本
說是有事要跟我說，是什麼呢？
關於荒木先生老是拒絕協助這件事，
我的推理……
原因也許就是出在你的打扮!!
咦？
我的打扮？

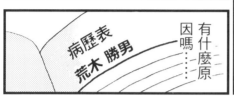

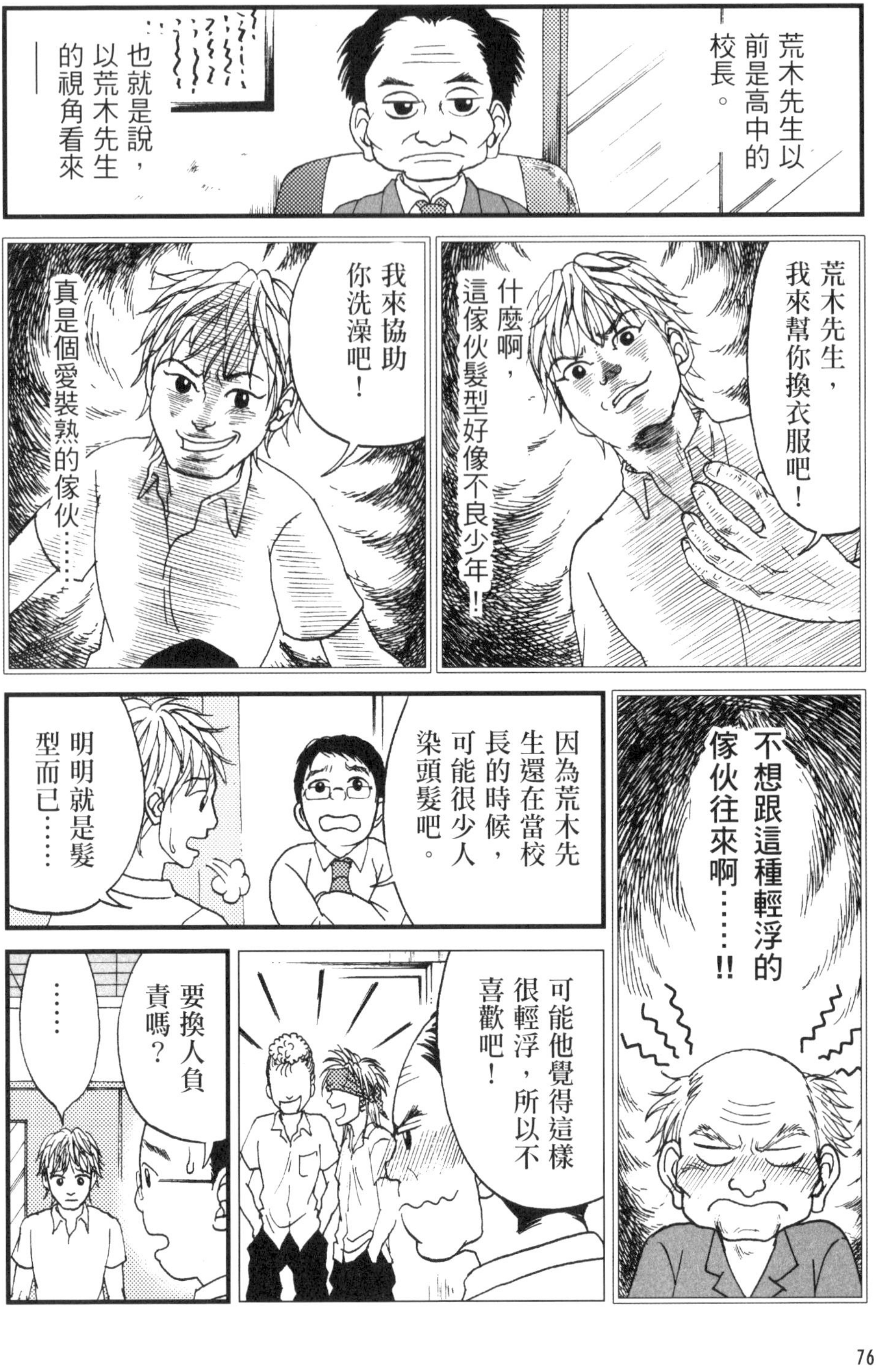
荒木先生以前是高中的校長。
……也就是說，以荒木先生的視角看來——
荒木先生，我來幫你換衣服吧！
什麼啊，這傢伙髮型好像不良少年！
我來協助你洗澡吧！
真是個愛裝熟的傢伙……
不想跟這種輕浮的傢伙往來啊……!!
因為荒木先生還在當校長的時候，可能很少人染頭髮吧。
明明就是髮型而已……
可能他覺得這樣很輕浮，所以不喜歡吧！
要換人負責嗎？
……

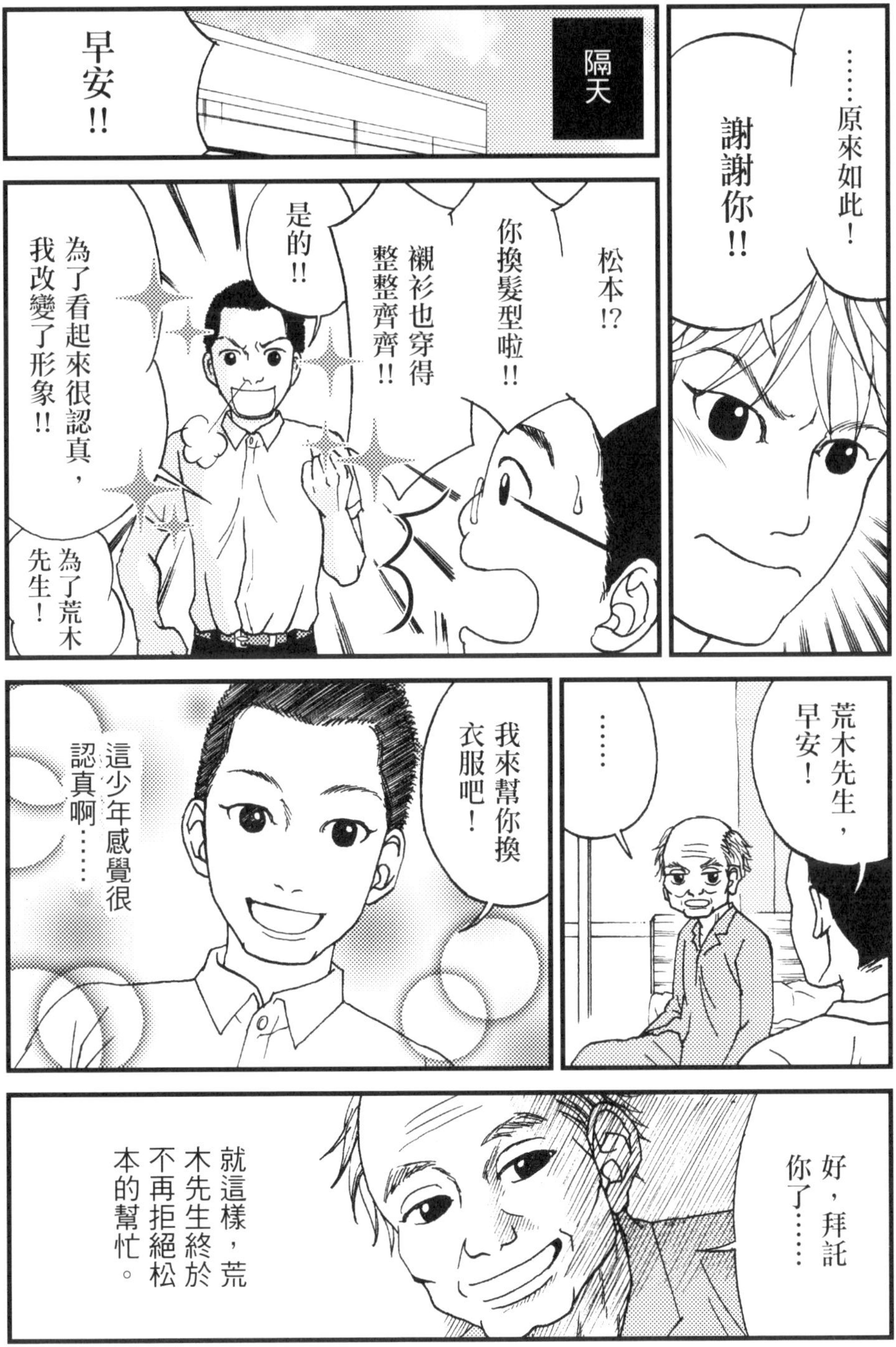
……原來如此！
謝謝你!!
隔天
早安!!
松本!?
你換髮型啦!!
襯衫也穿得整整齊齊!!
是的!!
為了看起來很認真，我改變了形象!!
為了荒木先生！
荒木先生，早安！
……
我來幫你換衣服吧！
這少年感覺很認真啊……
好，拜託你了……
就這樣，荒木先生終於不再拒絕松本的幫忙。

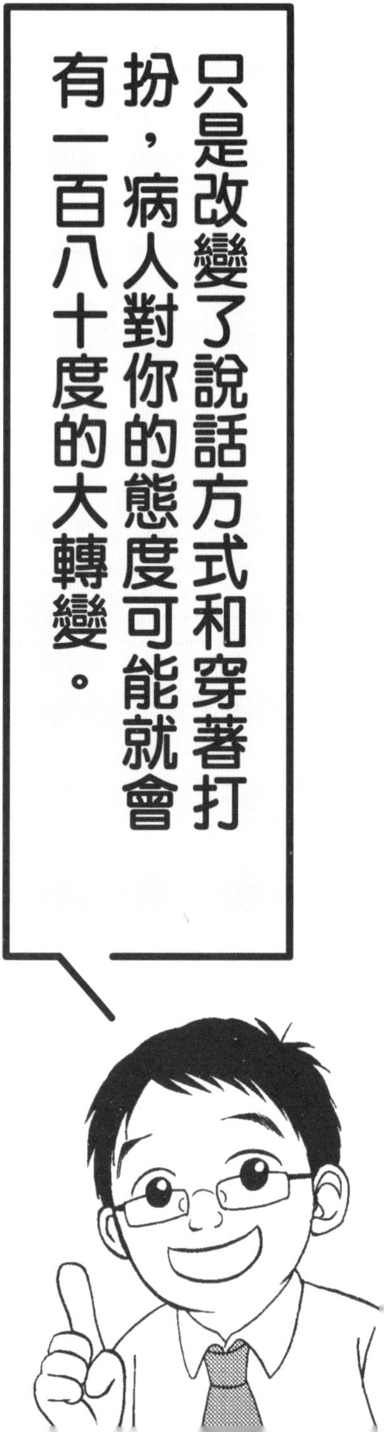
只是改變了說話方式和穿著打扮，病人對你的態度可能就會有一百八十度的大轉變。

在失智症的照護現場，時常會遇到病人拒絕照顧者協助進食、洗澡、上廁所。病人拒絕協助背後通常都有原因，所以他們抗拒時，首先要好好地探查他們的內心。在這個案例中，荒木先生的教職員經歷、正經的性格都是解決問題的線索。現在染髮的人已經不算稀有了，但荒木先生是一九七〇到一九八〇年在學校任職，當時只有少數的人染髮，所以不管染髮的人怎麼做都會讓荒木先生覺得輕浮。而且荒木先生曾經擔任過教職，所以可能有更強烈的偏見。因為如此，我想出荒木先生可能是不喜歡工作人員染頭髮。此外，工作人員制服主要都是polo衫、T恤，可能更加深散漫的印象。我的推理最後得到印證，在工作人員改變了髮型跟穿著打扮後，荒木先生就不再拒絕他的協助了。

其實，在照顧失智症病人時經常遇到這種狀況，照顧者單單只是改變了服裝或髮型、換另一種說話方式，失智症病人的反應就有所改變。隨著時代變化，流行與價值觀漸漸改變，即使現在看來非常普通的服裝和打扮，都很可能讓病人感覺不愉快。**因為失智症病人的內心經常被不安的情緒填滿，所以也自然會想要避開讓他們感到不愉快的人**。

失智症病人沒辦法用話語好好表達出這股不愉快的感覺，所以這股感覺通常會以激烈的話語、暴力抵抗的方式展現。我們也可以將抗拒協助理解成是病人正用他們僅存的活力，訴說內心的不悅。舉例而言，當照顧者要幫忙換衣服時，一些女性病人因為心中留著「別人幫忙換衣服很害羞」這些可想而知的情緒，所以不願意接受幫助。或者，當病人想去廁所卻被催促著去洗澡時，他們也會因為「現在要做的不是這個」而抵抗。這些抗拒都不是因為生病而起，而是做為人類非常正常的自然反應。

應對的要點

- 病人拒絕或抵抗協助的行為，可能都在訴說著個人內心沒說出口的想法。
- 只要改變說話方式和外在形象，病人的反應也會轉變。

案例 4

爲什麼健康的人會突然搞不清楚自己在哪裡？

山內洋先生（59歲）的狀況

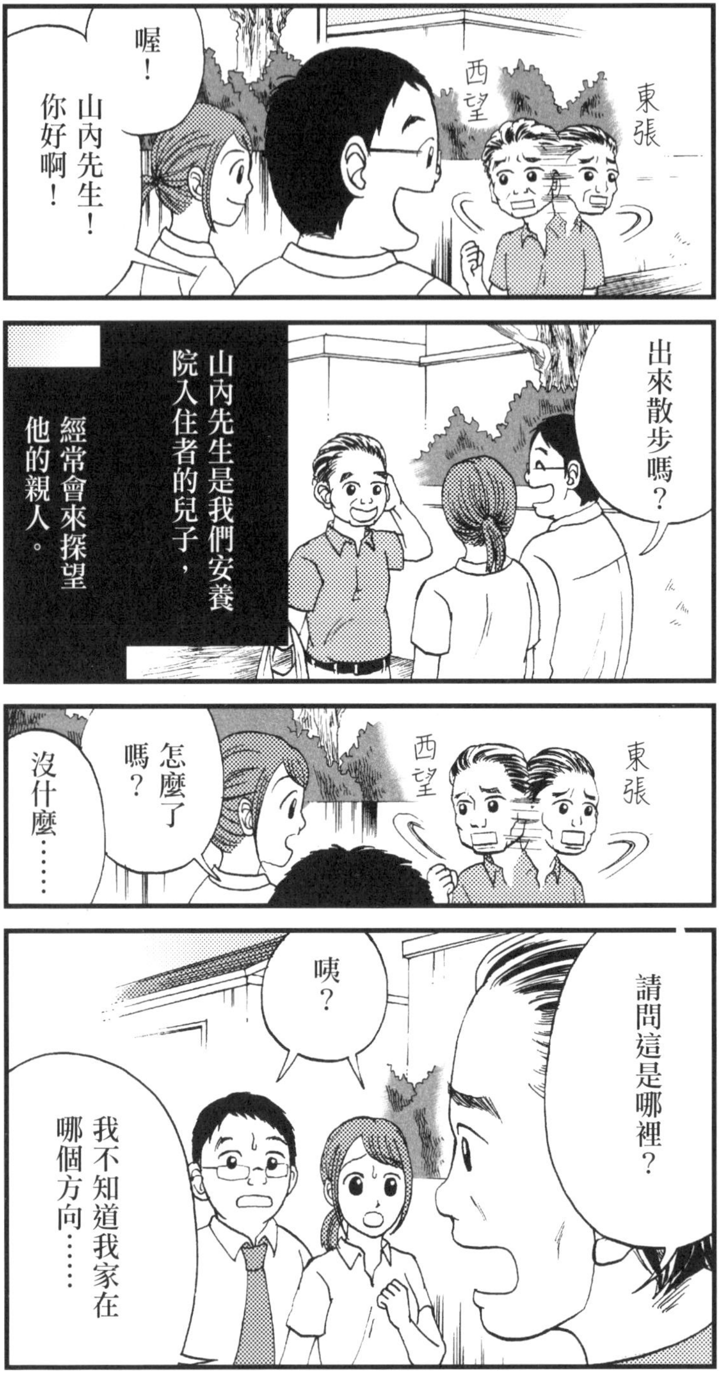
東張
西望
喔！山內先生！你好啊！
出來散步嗎？
山內先生是我們安養院入住者的兒子，
經常會來探望他的親人。
東張
西望
怎麼了嗎？
沒什麼……
請問這是哪裡？
咦？
我不知道我家在哪個方向……

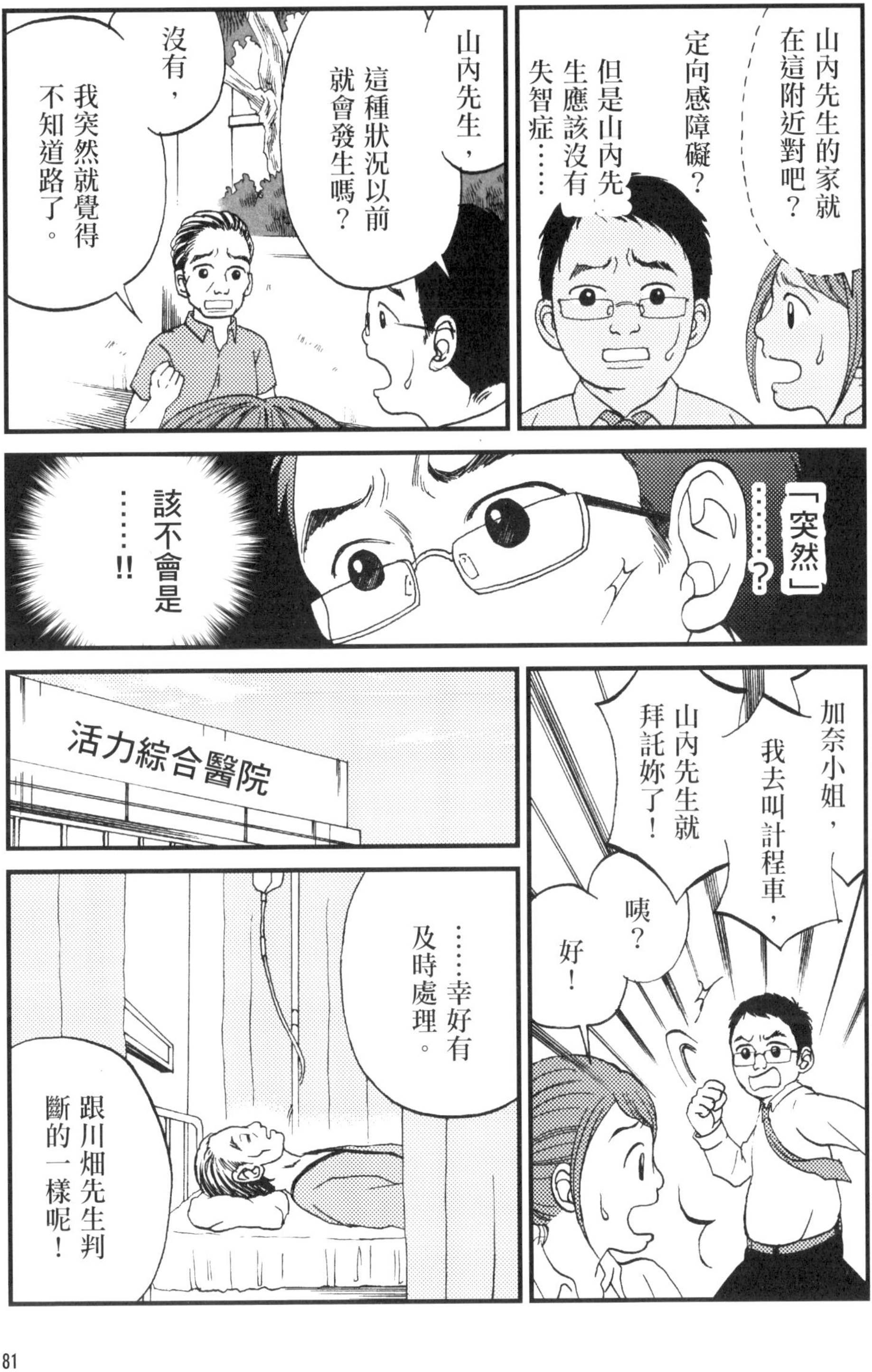
山內先生的家就在這附近對吧？
定向感障礙？
但是山內先生應該沒有失智症……
山內先生，這種狀況以前就會發生嗎？
沒有，我突然就覺得不知道路了。
「突然」……？
……該不會是……!!
加奈小姐，我去叫計程車，
山內先生就拜託妳了！
咦？
好！
活力綜合醫院
……幸好有及時處理。
跟川畑先生判斷的一樣呢！

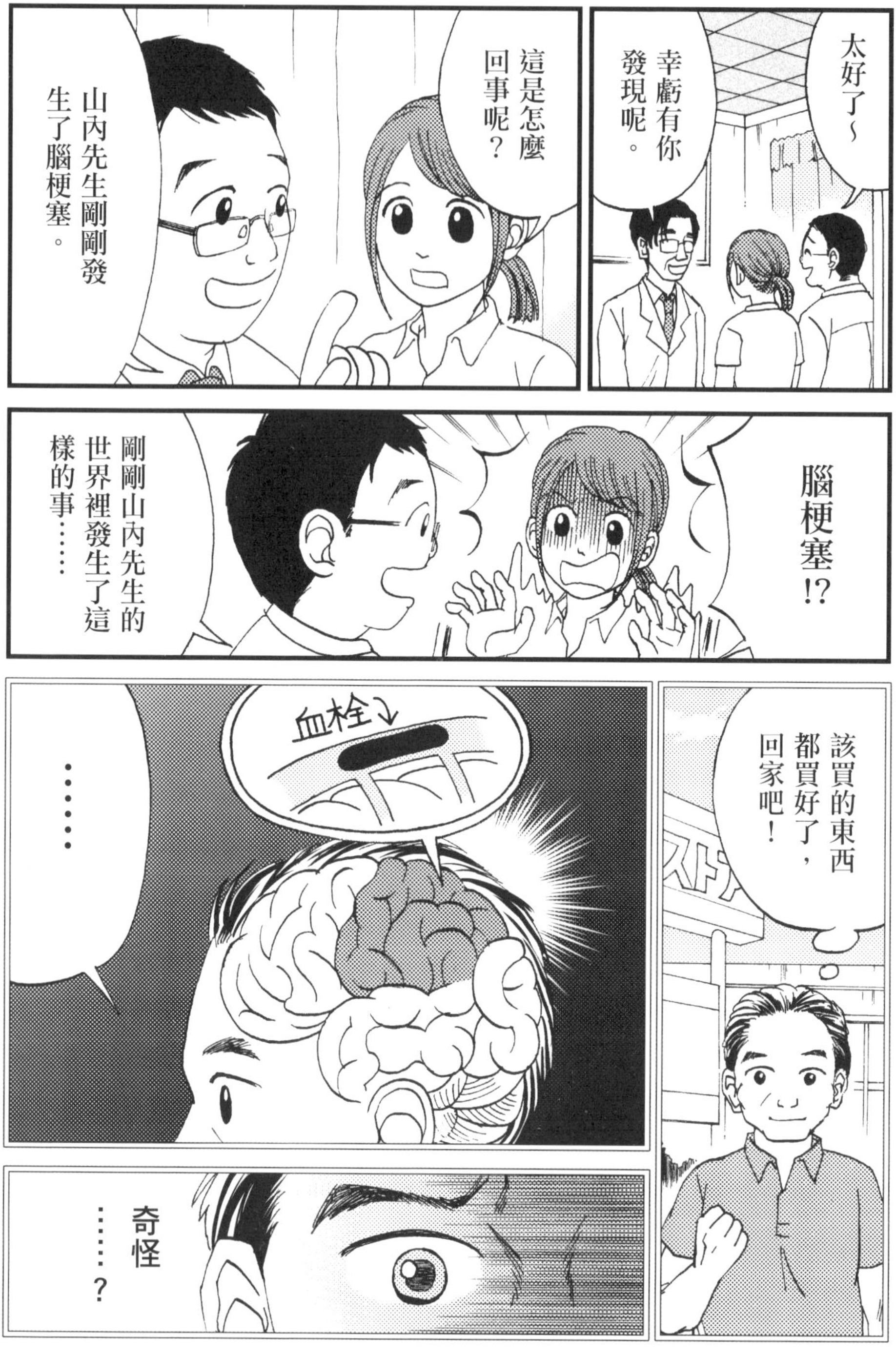

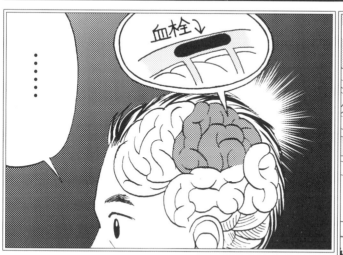

太好了~
幸虧有你發現呢。
這是怎麼回事呢？
山內先生剛剛發生了腦梗塞。
腦梗塞!?
剛剛山內先生的世界裡發生了這樣的事……
該買的東西都買好了，回家吧！
血栓
……
奇怪……？

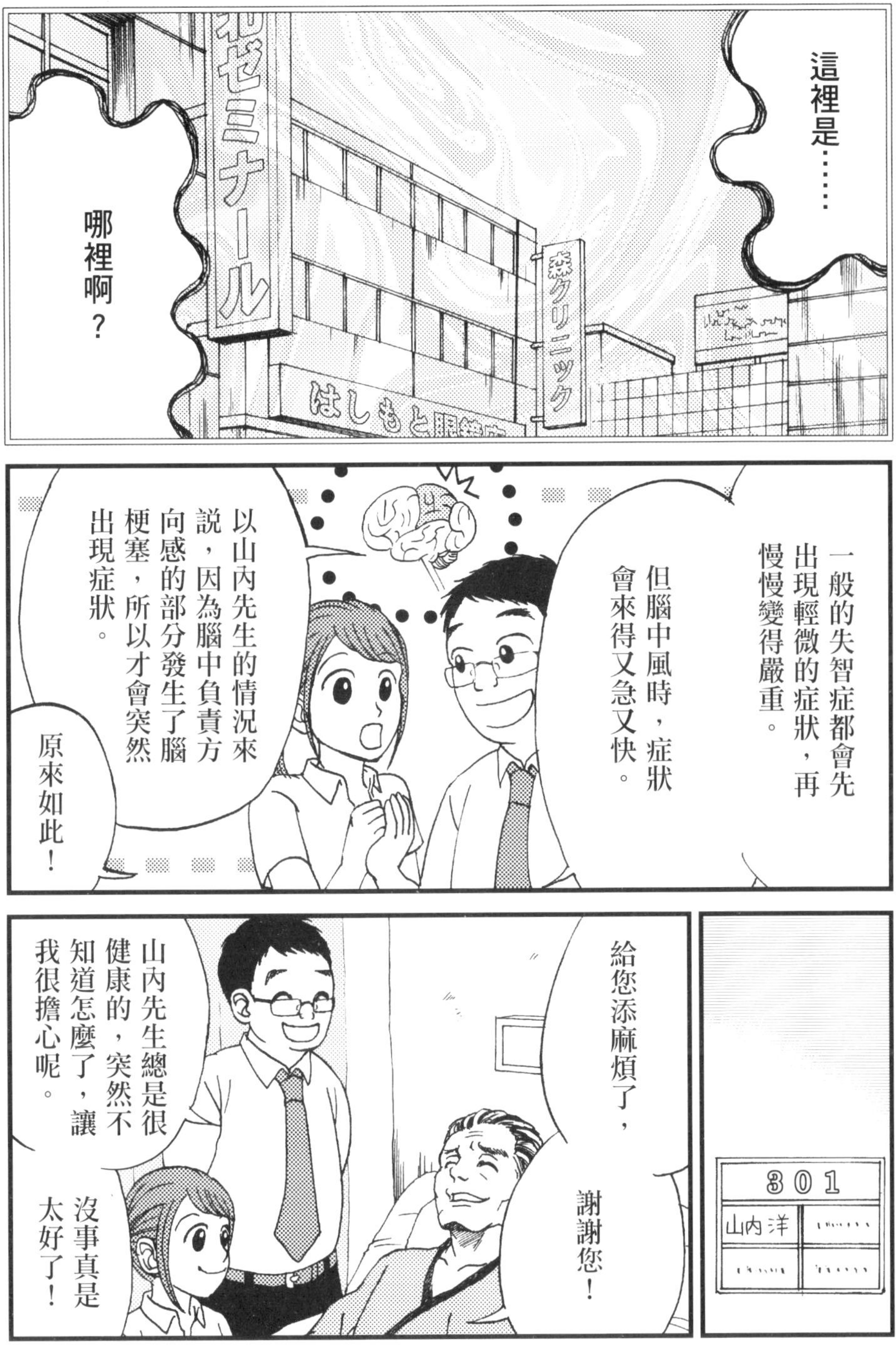
這裡是……
哪裡啊？
ゼミナール
森クリニック
一般的失智症都會先出現輕微的症狀，再慢慢變得嚴重。
但腦中風時，症狀會來得又急又快。
以山內先生的情況來說，因為腦中負責方向感的部分發生了腦梗塞，所以才會突然出現症狀。
原來如此！
301
山内洋
給您添麻煩了，
謝謝您！
山內先生總是很健康的，突然不知道怎麼了，讓我很擔心呢。
沒事真是太好了！

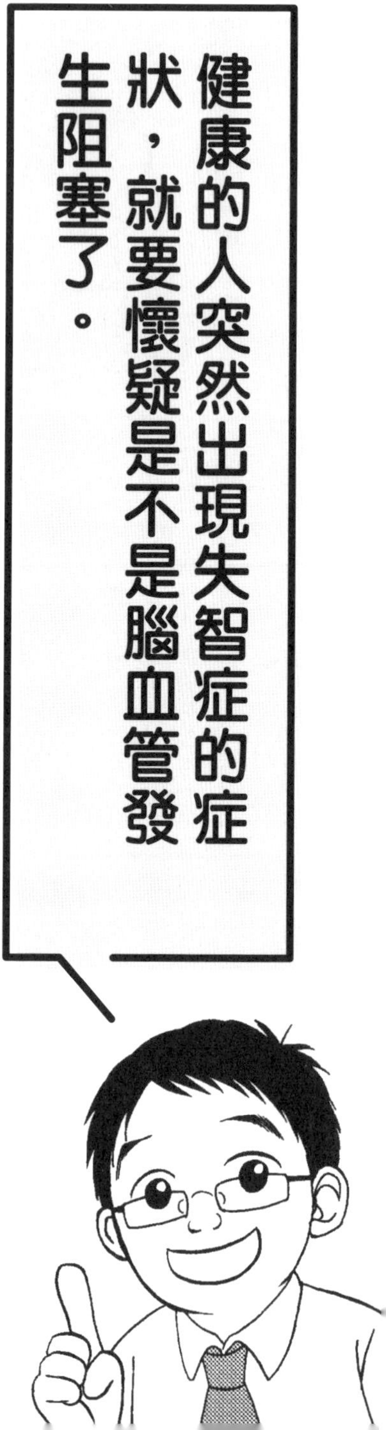
健康的人突然出現失智症的症狀，就要懷疑是不是腦血管發生阻塞了。

一般來說，失智症多數是從認知功能的退化開始，退化速度通常緩慢且持續好幾年，最後才演變成較嚴重的程度。但是，如果是因腦梗塞或腦出血而引發的腦中風，病人就會突然出現類似失智症的症狀，惡化速度也比較快。

山內先生原本沒有失智症，他是我們安養院入住者的家屬，以前也不曾出現過失智症的症狀，是很健康的人。這麼健康的人突然說「不知道自己在哪裡」，所以我猜會不會是腦中風了而趕緊送他去醫院。恐怕是掌管位置關係的頂葉發生了血管堵塞，所以才會突然搞不清楚自己在哪裡，出現了定向感障礙。

如果出現異常的症狀，就要盡速到神經外科就醫接受治療。即使狀況嚴重，在症狀出現的兩三個小時以內就醫，就有機會順利康復，隔天就可以出院。

我們一般都以為，腦中風發作時病人會「突然失去意識然後昏倒」。但實際上，腦中風的症狀有很多種可能的表現形式，當腦部的血流一時出現阻塞，就會引發下列症狀：

●單邊的手腕、手臂、指頭沒有感覺或麻痺，使不上力。

●流口水　●口齒不清、發音不清楚

●沒辦法理解別人講的話　●單邊眼睛的視野變窄、看不到

●劇烈頭痛　●眩暈　●單側身體沒有力氣、沒辦法走直線

以上這些症狀，專有名詞是「短暫性腦缺血發作」。短暫性腦缺血發作有很多症狀只會發生幾秒，最遲在一天（二十四小時）之內，腦內血管就會再次疏通，症狀也就此消失。許多人因此而輕忽了這個狀況，但如果放著不管，有百分之十五至二十的人會在三個月內發生真正的腦梗塞，得血管性失智症的風險也變高。如果曾經出現過短暫性腦缺血發作的症狀，請一定要到醫院的神經外科或神經內科接受檢查。

應對的要點

・突然出現失智症的症狀，很可能是腦中風發作，如果盡快到神經外科或神經內科就診，可以避免發生後遺症，也有機會讓症狀大幅改善或康復。

案例 5

入夜就出現的幽靈，真正身分到底是什麼？

田上清先生（75歲）的狀況

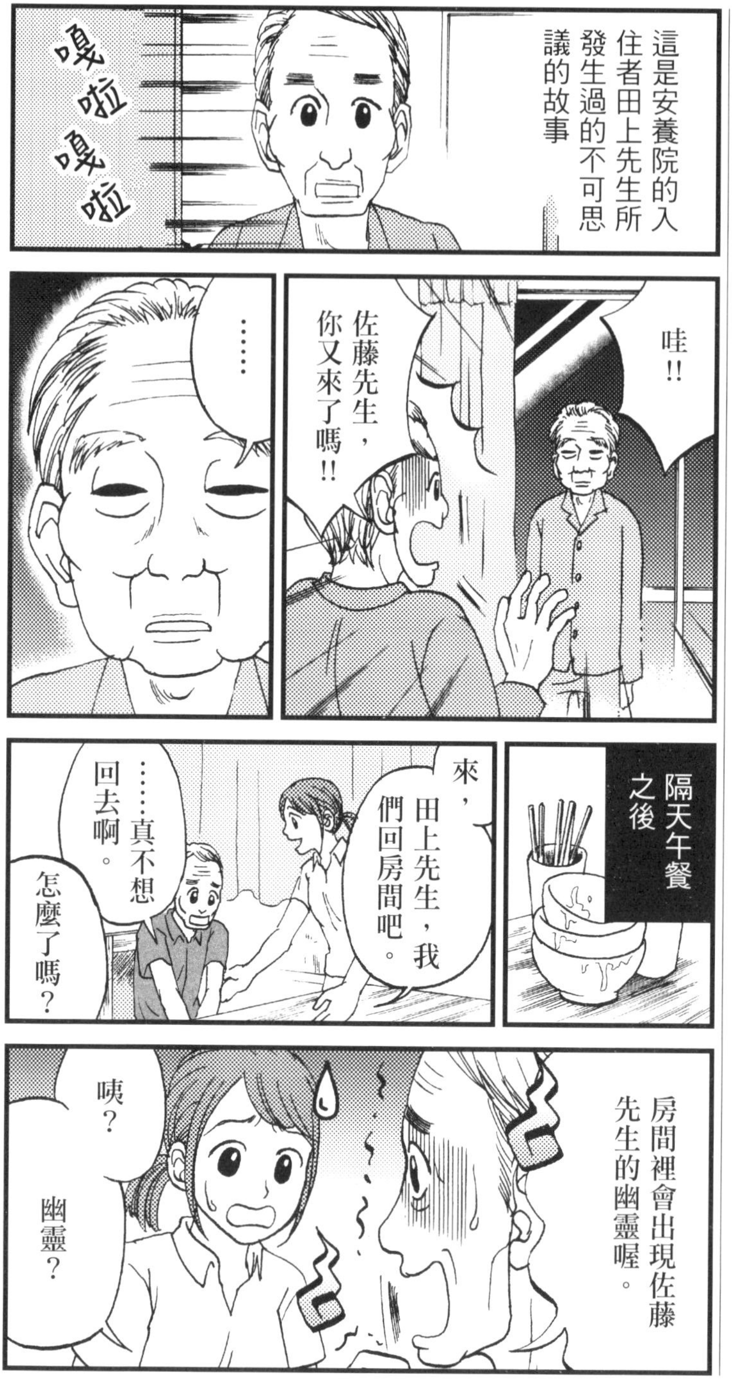
這是安養院的入住者田上先生所發生過的不可思議的故事
嘎啦 嘎啦
哇!!
佐藤先生，你又來了嗎!!
……
隔天午餐之後
來，田上先生，我們回房間吧。
……真不想回去啊。
怎麼了嗎？
房間裡會出現佐藤先生的幽靈喔。
咦？
幽靈？

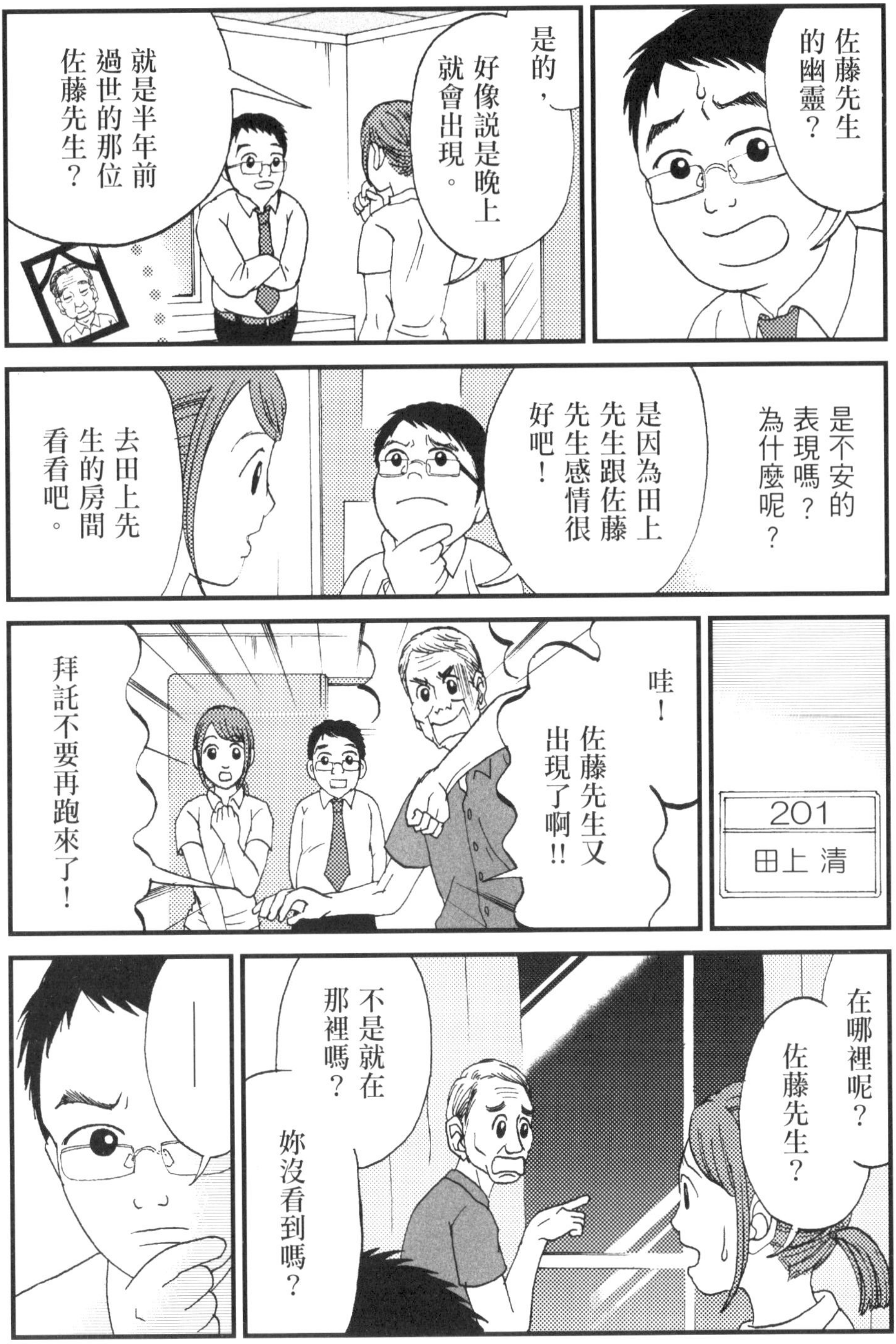
佐藤先生的幽靈？
是的，好像說是晚上就會出現。
就是半年前過世的那位佐藤先生？
是不安的表現嗎？為什麼呢？
是因為田上先生跟佐藤先生感情很好吧！
去田上先生的房間看看吧。
201
田上 清
哇！
佐藤先生又出現了啊!!
拜託不要再跑來了！
在哪裡呢？佐藤先生？
不是就在那裡嗎？
妳沒看到嗎？
——

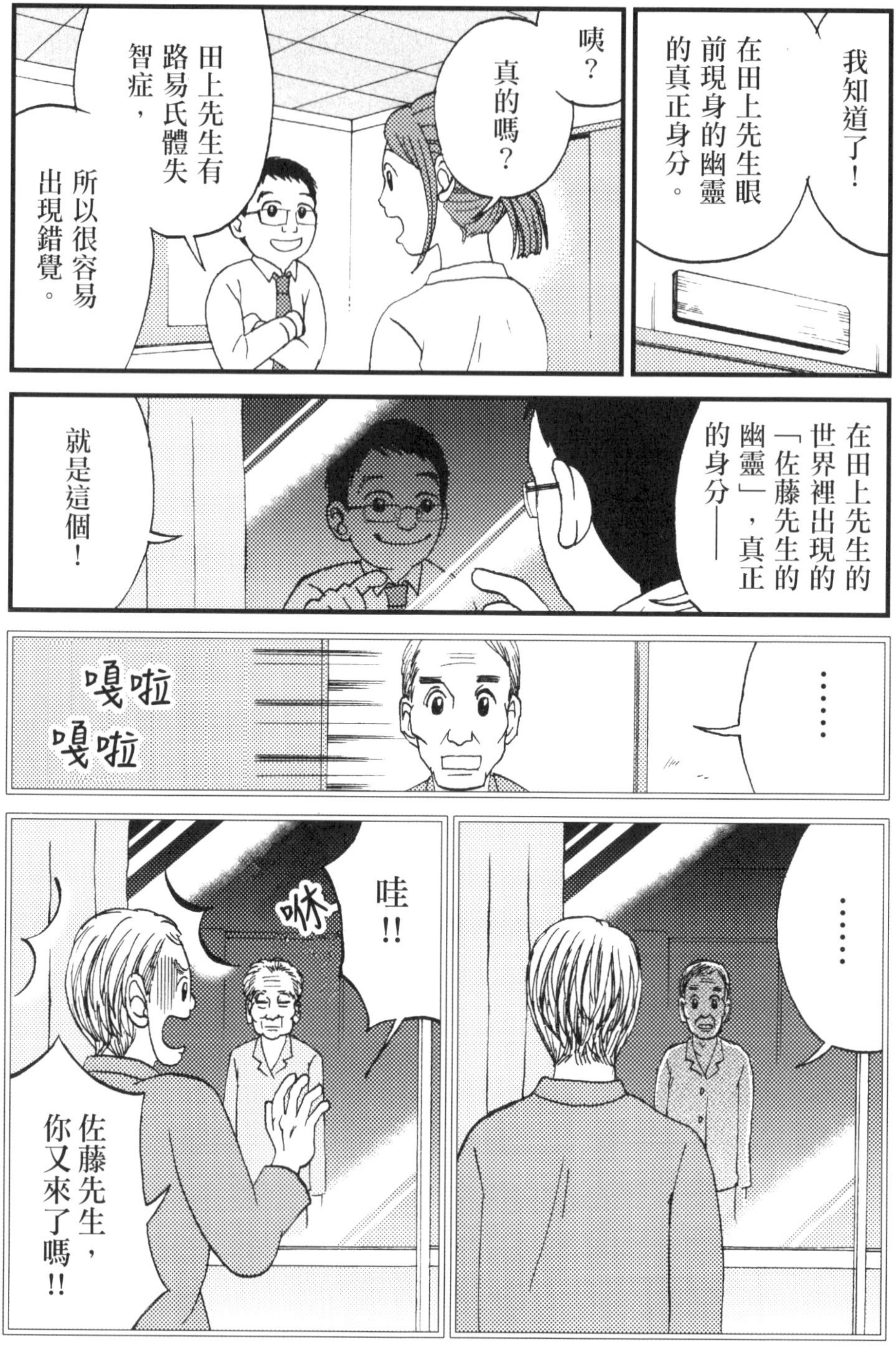
我知道了！
在田上先生眼前現身的幽靈的真正身分。
咦？真的嗎？
田上先生有路易氏體失智症，所以很容易出現錯覺。
在田上先生的世界裡出現的「佐藤先生的幽靈」，真正的身分——
就是這個！
……
嘎啦嘎啦
……
哇!!
咻
佐藤先生，你又來了嗎!!

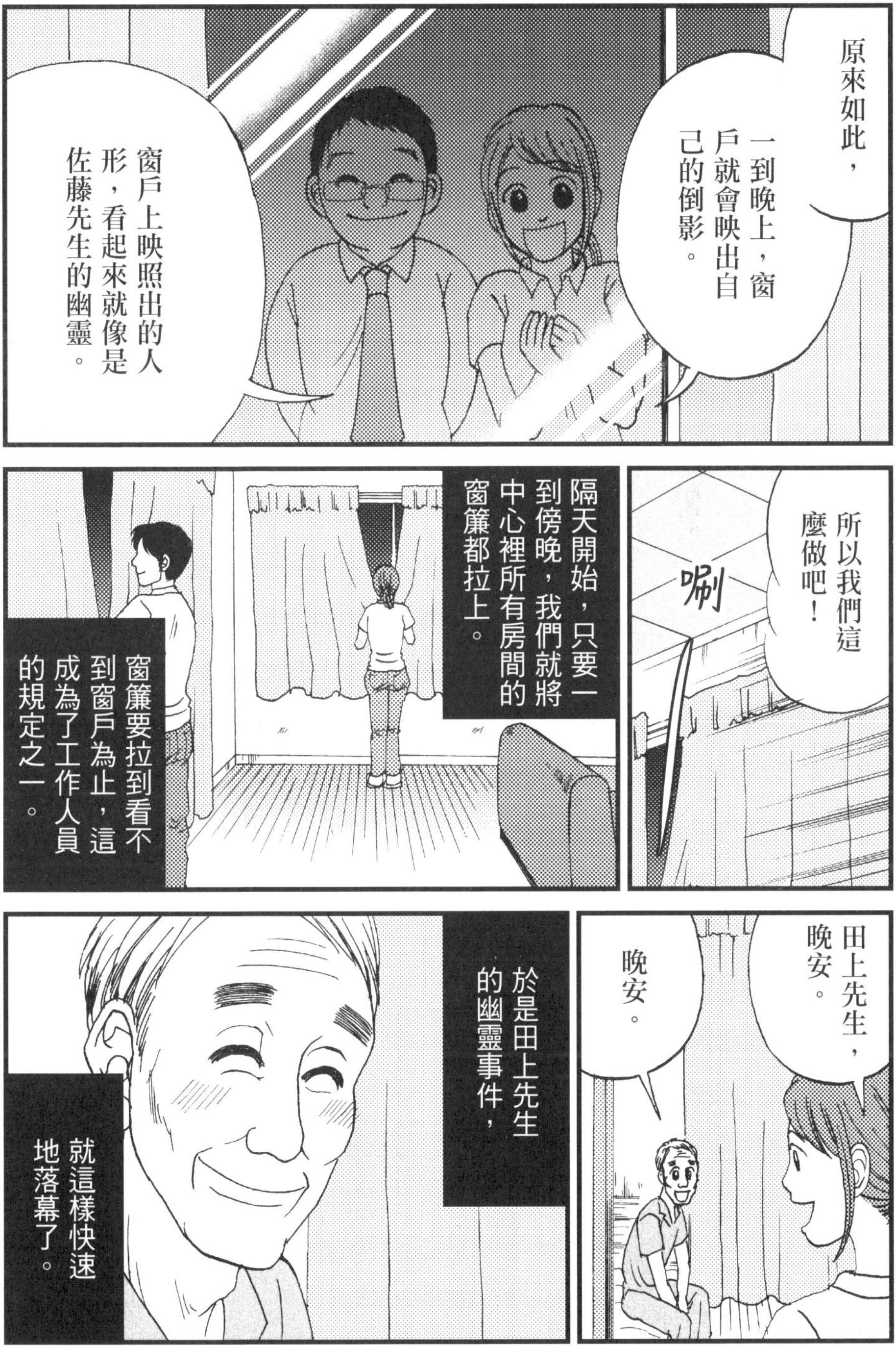
原來如此，一到晚上，窗戶就會映出自己的倒影。
窗戶上映照出的人形，看起來就像是佐藤先生的幽靈。
所以我們這麼做吧！
唰
隔天開始，只要一到傍晚，我們就將中心裡所有房間的窗簾都拉上。
窗簾要拉到看不到窗戶為止，這成為了工作人員的規定之一。
田上先生，晚安。
晚安。
於是田上先生的幽靈事件，
就這樣快速地落幕了。

先打造出不容易引起幻覺或錯覺的環境吧！

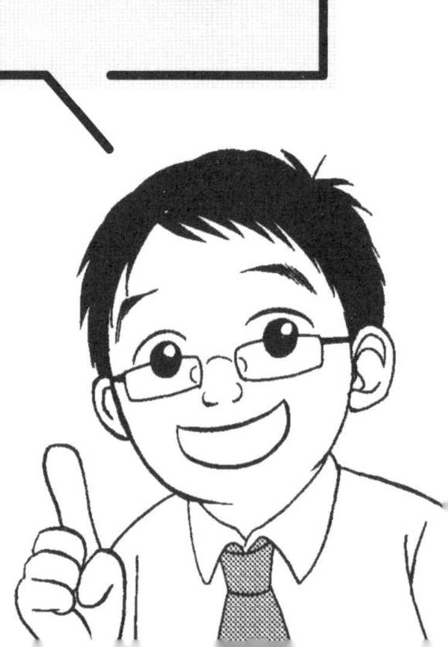

在此案例中的田上先生，把窗戶上倒映的自己誤認成過世友人的幽靈。①**一到晚上窗戶的玻璃會投射出淺淺的人影**、②**以前交情甚篤的佐藤先生在幾個月前過世了**；這兩件事加乘起來，就導致田上先生把自己的倒影誤認成是佐藤先生的幽靈。得了失智症，病人用眼睛來判斷事物的能力會漸漸下降，也變得沒辦法認出窗戶上的倒影其實就是自己，所以經常發生將自己的影子誤認成他人的狀況。

這種現象的專有名詞是「鏡像自我錯認」。「鏡像自我錯認」常見於初期以後的路易氏體失智症，因為這類的失智症病人特別容易出現幻覺（看到實際不存在的東西）、錯覺（認錯東西）。此外，中期以後的阿茲海默症也會有此症狀。

就田上先生的狀況而言，只要將窗簾拉上讓影子不再出現，症狀就能改善。所以出現類似的狀況時，請考慮病人的症狀、注意周遭的狀況，重要的是先改變病人所處的環境。

有病人會認為鏡中、窗戶上的人影可能是危險人士，於是對鏡中的自己怒吼、暴力以對，並因此被鏡子割到受傷。雖然這些行為對旁人來說非常怪異，但那些是病人實際看到的畫面，對他們而言，這些奇怪的事物都是現實，他們的心被恐懼、不舒服的感覺完全覆蓋。所以當他們看到幻覺或出現妄想時，不要對他們說「根本沒看見幽靈啊」，請不要全盤否定他們的想法，而應該在改變環境之後，告訴他們「幽靈已經去了別的地方」會比較好。

另外，在身體狀況比較不好的時候，幻覺和錯覺也會比較容易出現。請多多注意病人的飲食、水分是否攝取足夠、有沒有便祕、體溫的狀況有沒有異常。

應對的要點

- 確認病人所處的環境是不是容易引發幻覺、錯覺。
- 身體不好的時候更容易出現幻覺和錯覺，要多多注意病人的飲食、水分是否攝取足夠、體溫的狀況有沒有異常。

案例 6

爲什麼爺爺說沙拉很可怕，不願意吃？

前山八重先生（83歲）的狀況

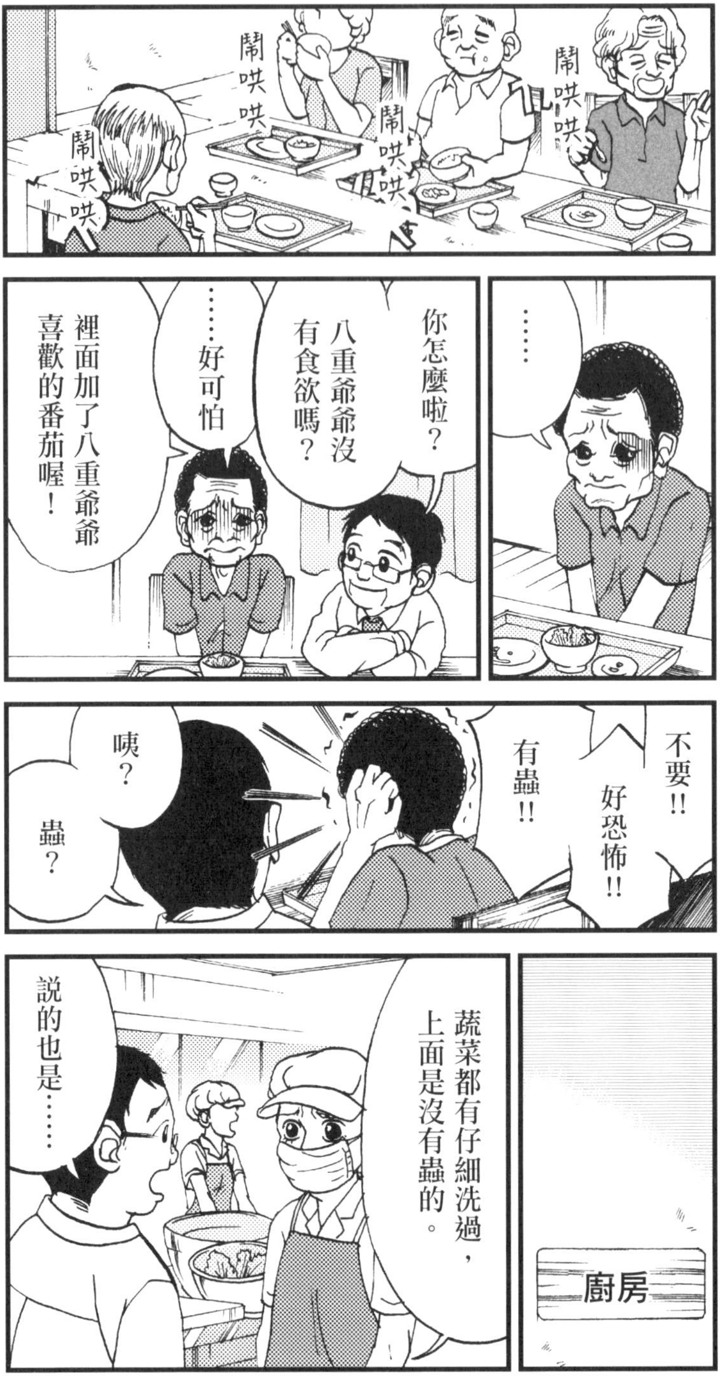

鬧哄哄
鬧哄哄
鬧哄哄
鬧哄哄
……
你怎麼啦？八重爺爺沒有食欲嗎？
……好可怕
裡面加了八重爺爺喜歡的番茄喔！
不要!!好恐怖!!
有蟲!!
咦？蟲？
廚房
蔬菜都有仔細洗過，上面是沒有蟲的。
說的也是……

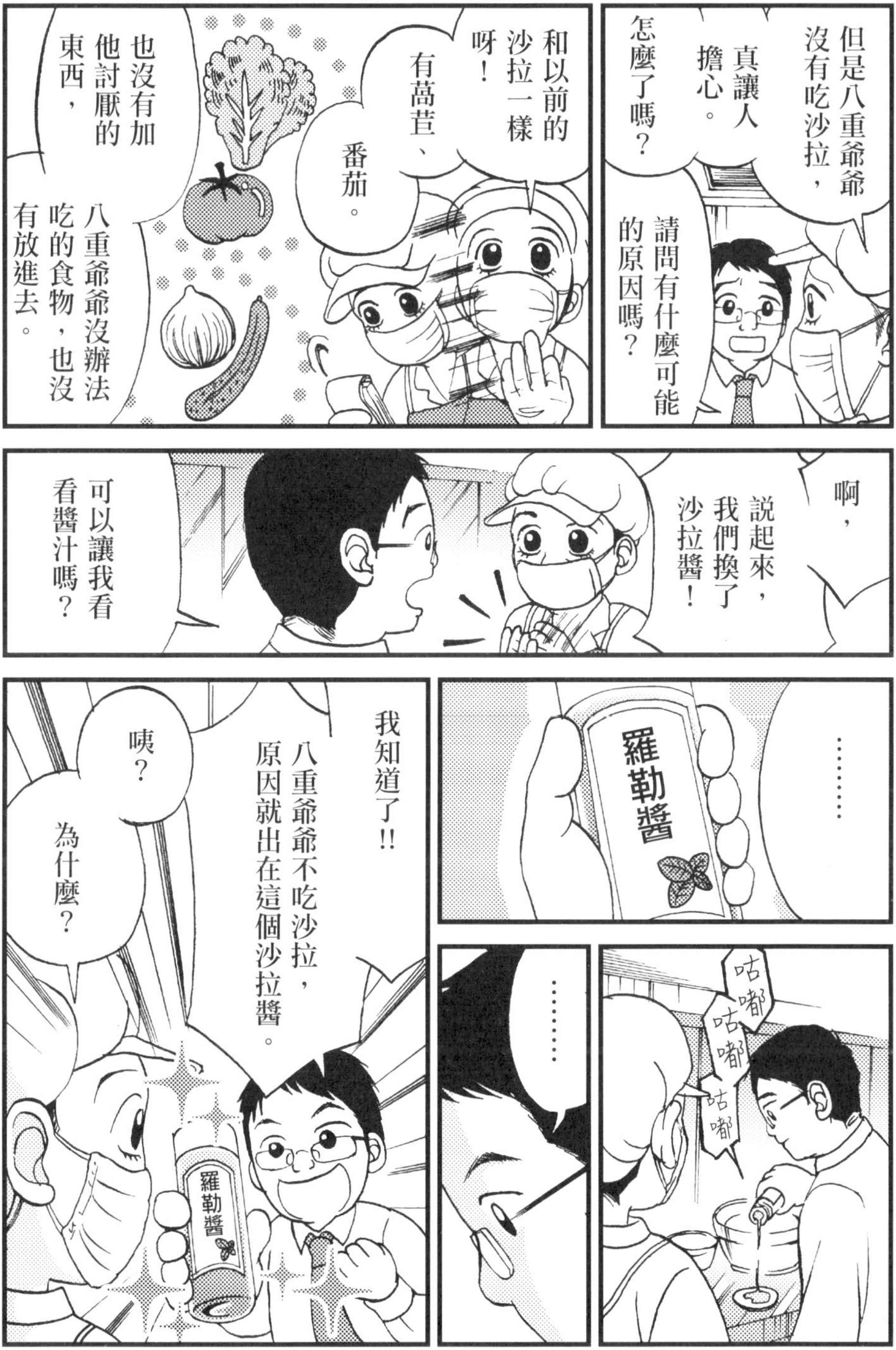
但是八重爺爺沒有吃沙拉，
真讓人擔心。
怎麼了嗎？
請問有什麼可能的原因嗎？
和以前的沙拉一樣呀！
有萵苣、
番茄。
也沒有加他討厭的東西，
八重爺爺沒辦法吃的食物，也沒有放進去。
啊，
說起來，我們換了沙拉醬！
可以讓我看看醬汁嗎？
………
羅勒醬
咕嘟
咕嘟
咕嘟
………
我知道了!!
八重爺爺不吃沙拉，原因就出在這個沙拉醬。
咦？
為什麼？
羅勒醬

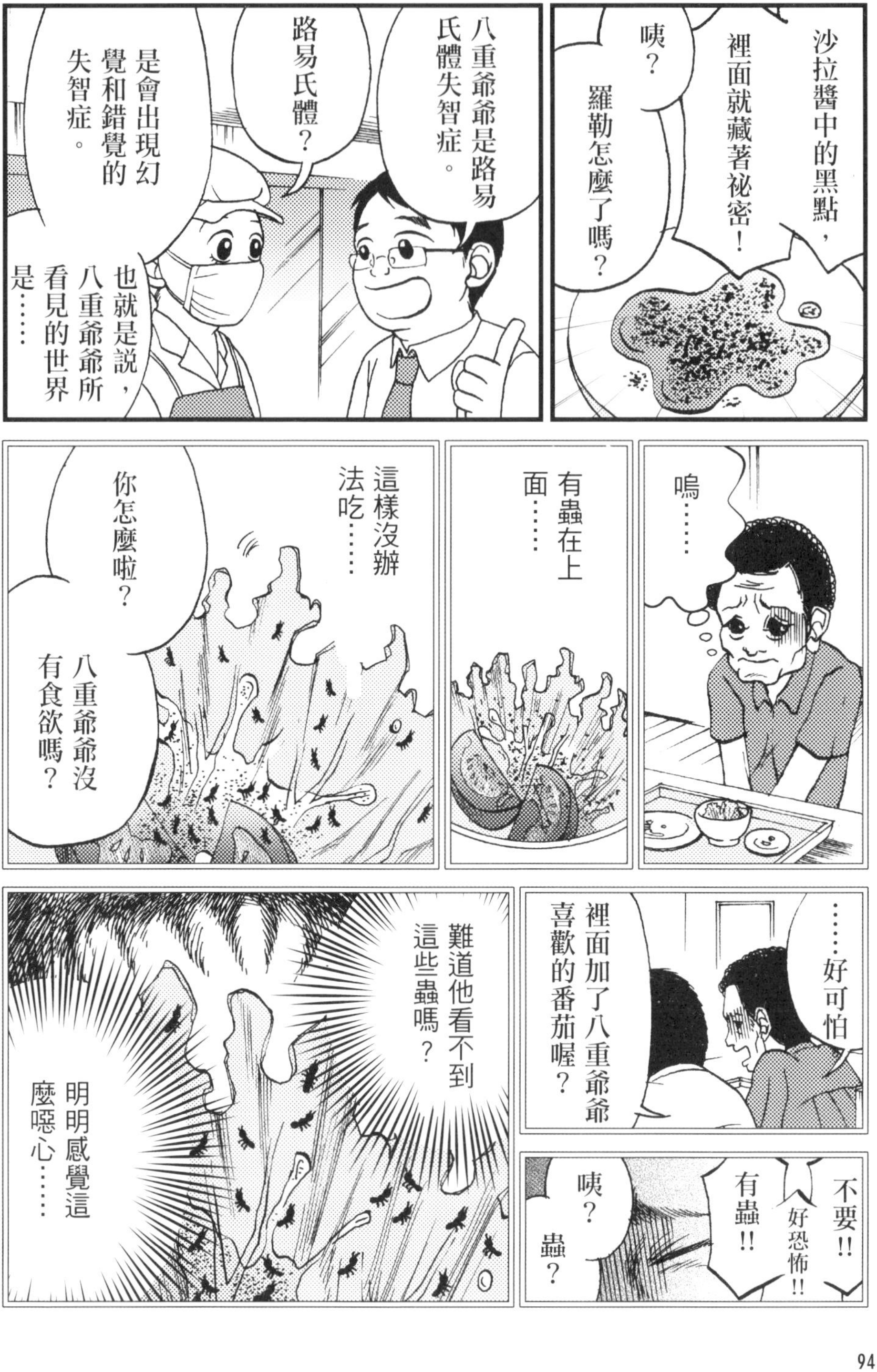
沙拉醬中的黑點，裡面就藏著祕密！
咦？
羅勒怎麼了嗎？
八重爺爺是路易氏體失智症。
路易氏體？
是會出現幻覺和錯覺的失智症。
也就是說，八重爺爺所看見的世界是……
嗚……
有蟲在上面……
這樣沒辦法吃……
你怎麼啦？
八重爺爺沒有食欲嗎？
……好可怕
裡面加了八重爺爺喜歡的番茄喔？
不要!!
好恐怖!!
有蟲!!
咦？
蟲？
難道他看不到這些蟲嗎？
明明感覺這麼噁心……

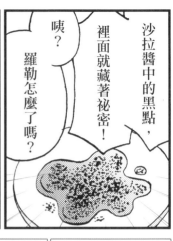

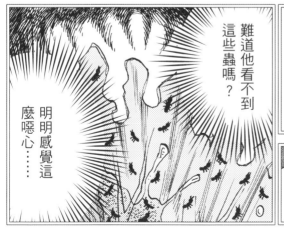

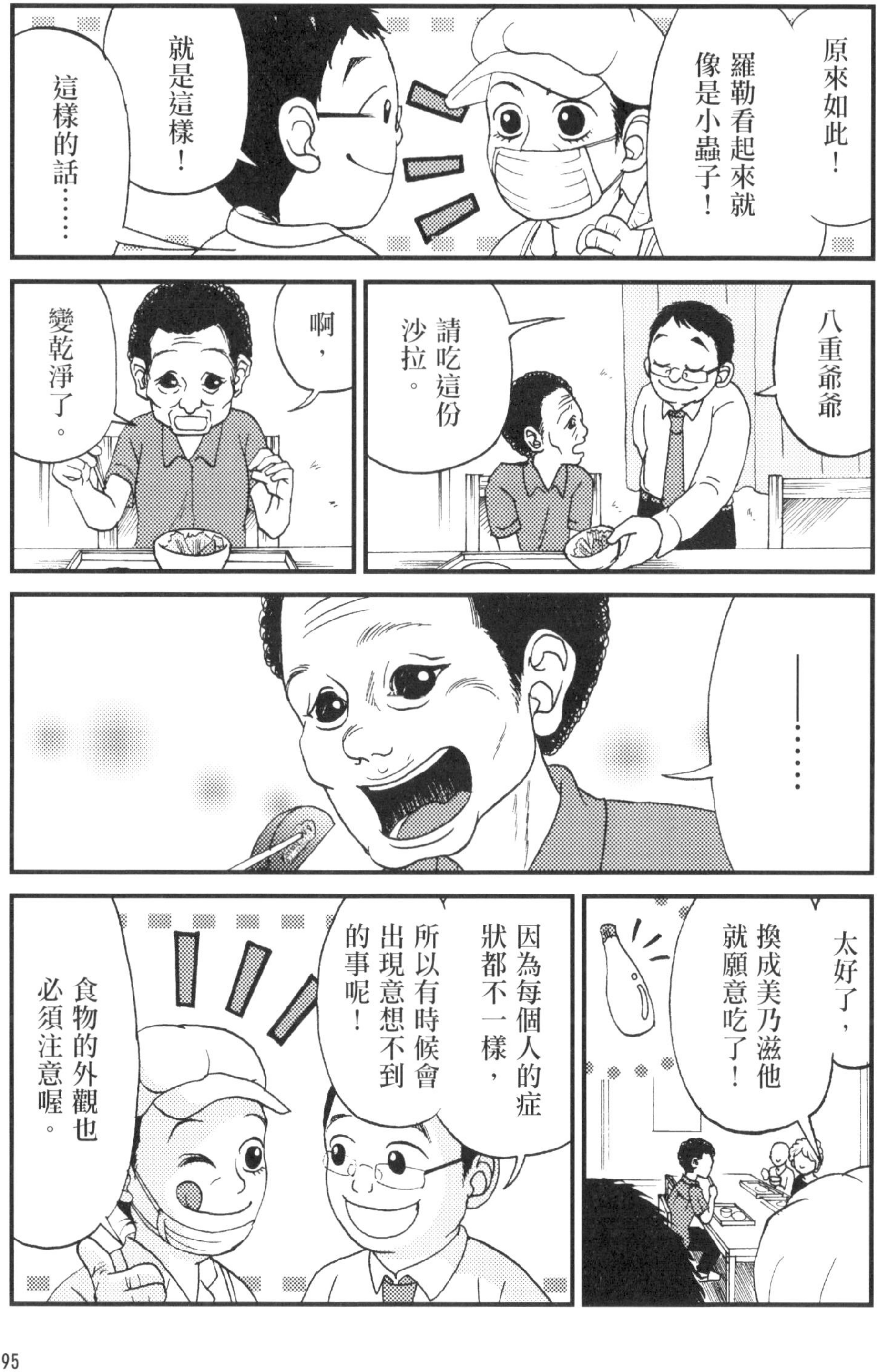
原來如此！
羅勒看起來就像是小蟲子！
就是這樣！
這樣的話……
八重爺爺
請吃這份沙拉。
啊，
變乾淨了。
——……
太好了，換成美乃滋他就願意吃了！
因為每個人的症狀都不一樣，所以有時候會出現意想不到的事呢！
食物的外觀也必須注意喔。

病人不願意吃東西時，食物的外觀有時候就是原因所在。

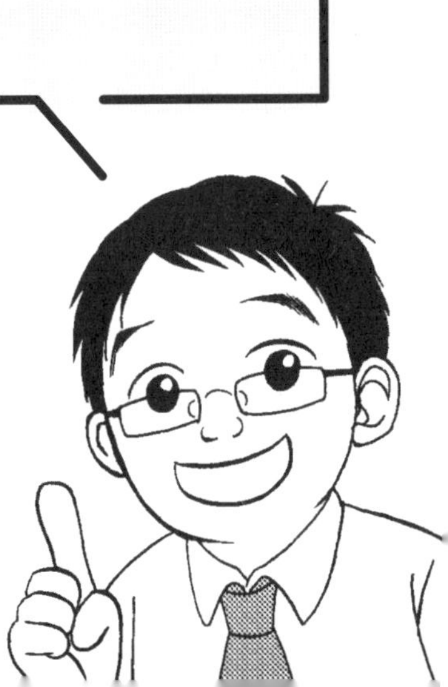

案例六中，八重爺爺把淋在生菜沙拉上的羅勒醬誤認為小黑蟲，所以不願意食用。而路易氏體容易引起的幻覺與錯覺，就是解開八重爺爺內心恐懼的線索。當我們把沙拉醬換成美乃滋後，八重爺爺的錯覺症狀就迅速地消失了。

如同這個案例，有非常多路易氏體失智症的病人會因為視力的退化而錯認食物，因為食物的外觀而不願意吃飯。

類似的狀況，還有加在飯上的拌飯香鬆也時常被誤認成蟲子。

此外，如果用白色的食器裝飯，病人就會沒辦法正確辨識到白米的存在，所以也有病人因此不肯用餐。

也有案例是因為更換了病人經常使用的食器，使病人覺得「這不是我的碗」而不願意動筷子。

如果病人不願意吃飯，除了食物的外觀以外，以下這些也可能是原因：

- ●有蛀牙或是口腔發炎、假牙不合
- ●因為便祕沒有食欲
- ●藥的副作用讓食欲消退
- ●手腕關節疼痛的惡化，讓病人難以使用碗筷
- ●心情憂鬱所以意願低落
- ●有煩惱沒解決

失智症的病人就算身體和心裡痛苦，也很難用言語來表達，這種時候，家人和照顧者都必須練習去同理病人的內心，並推敲可能的原因，再提供適切的協助。

應對的要點

- 失智症的人因為沒辦法說出自己的狀況，所以我們要站在病人的立場上，推理病人的內心狀態。

案例 7

把維他命飲品當茶泡飯吃的恩愛老夫妻

龜山次郎（81歲）與龜山典子（79歲）的狀況

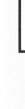

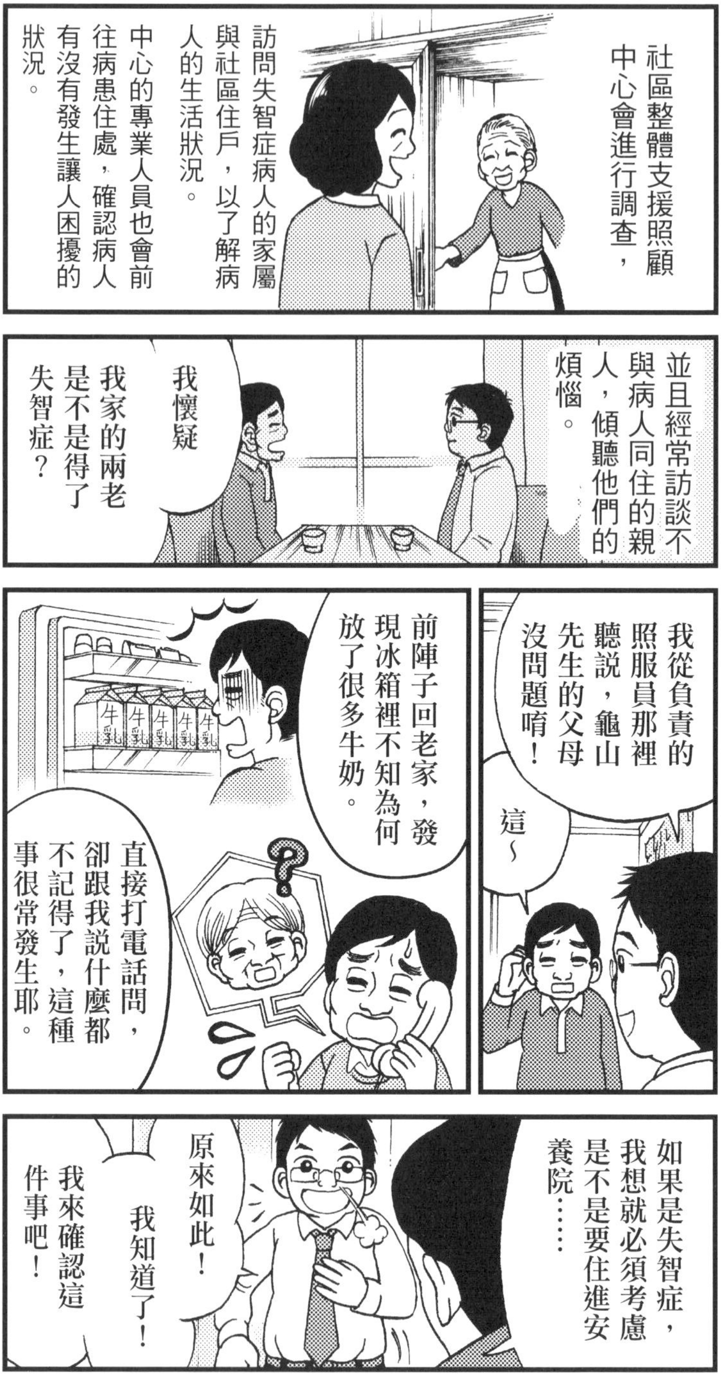

社區整體支援照顧中心會進行調查，
訪問失智症病人的家屬與社區住戶，以了解病人的生活狀況。
中心的專業人員也會前往病患住處，確認病人有沒有發生讓人困擾的狀況。
並且經常訪談不與病人同住的親人，傾聽他們的煩惱。
我懷疑我家的兩老是不是得了失智症？
我從負責的照服員那裡聽說，龜山先生的父母沒問題唷！
這～
前陣子回老家，發現冰箱裡不知為何放了很多牛奶。
牛乳
直接打電話問，卻跟我說什麼都不記得了，這種事很常發生耶。
如果是失智症，我想就必須考慮是不是要住進安養院……
原來如此！
我知道了！
我來確認這件事吧！

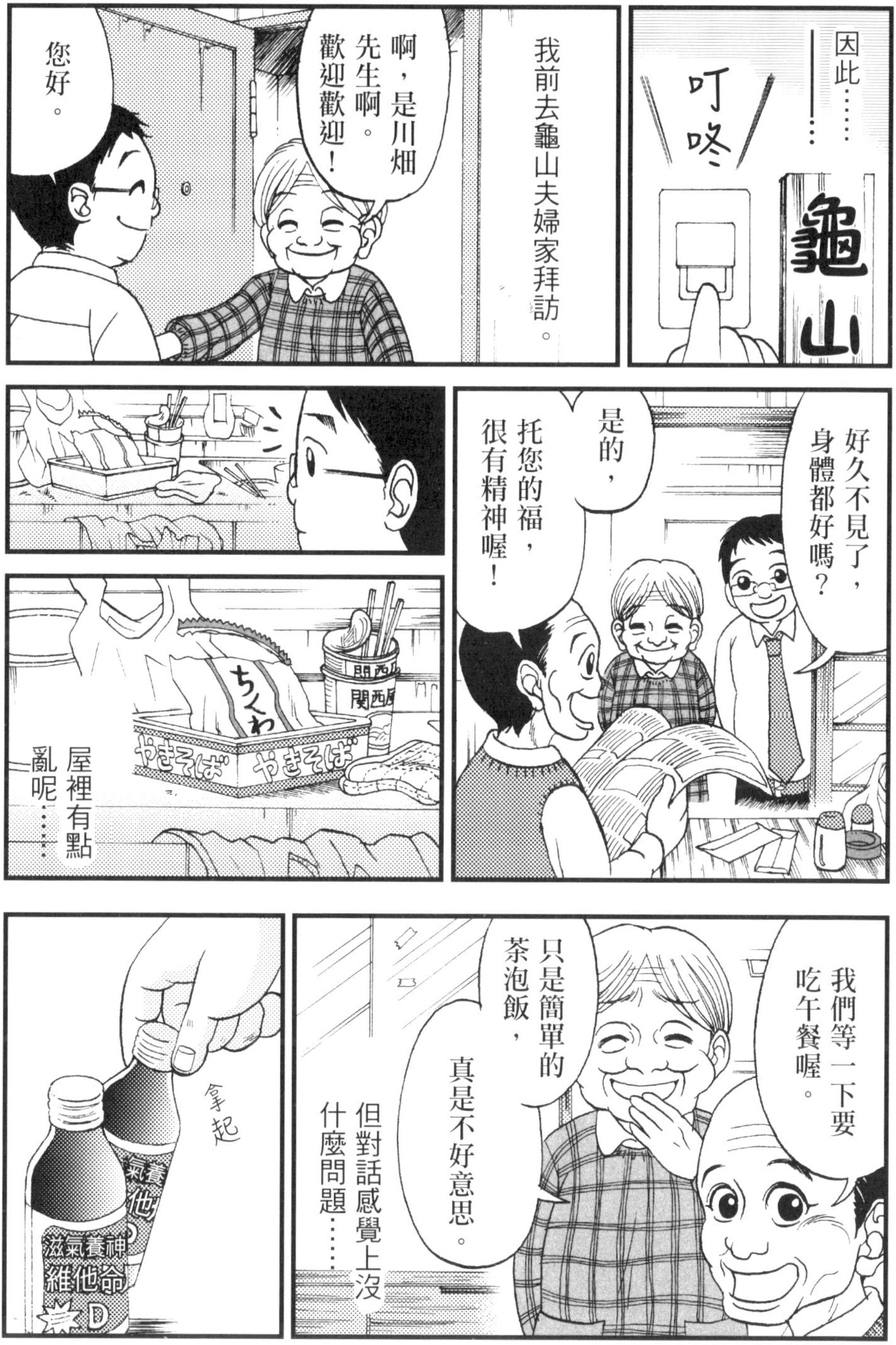
因此……
叮咚
龜山
我前去龜山夫婦家拜訪。
啊，是川畑先生啊。歡迎歡迎！
您好。
好久不見了，身體都好嗎？
是的，托您的福，很有精神喔！
ちくわ
關西屋
やきそば
やきそば
屋裡有點亂呢……
我們等一下要吃午餐喔。
只是簡單的茶泡飯，
真是不好意思。
但對話感覺上沒什麼問題……
拿起
滋氣養神
維他命
D

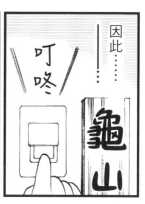

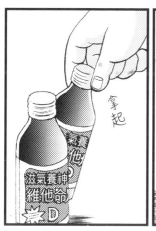

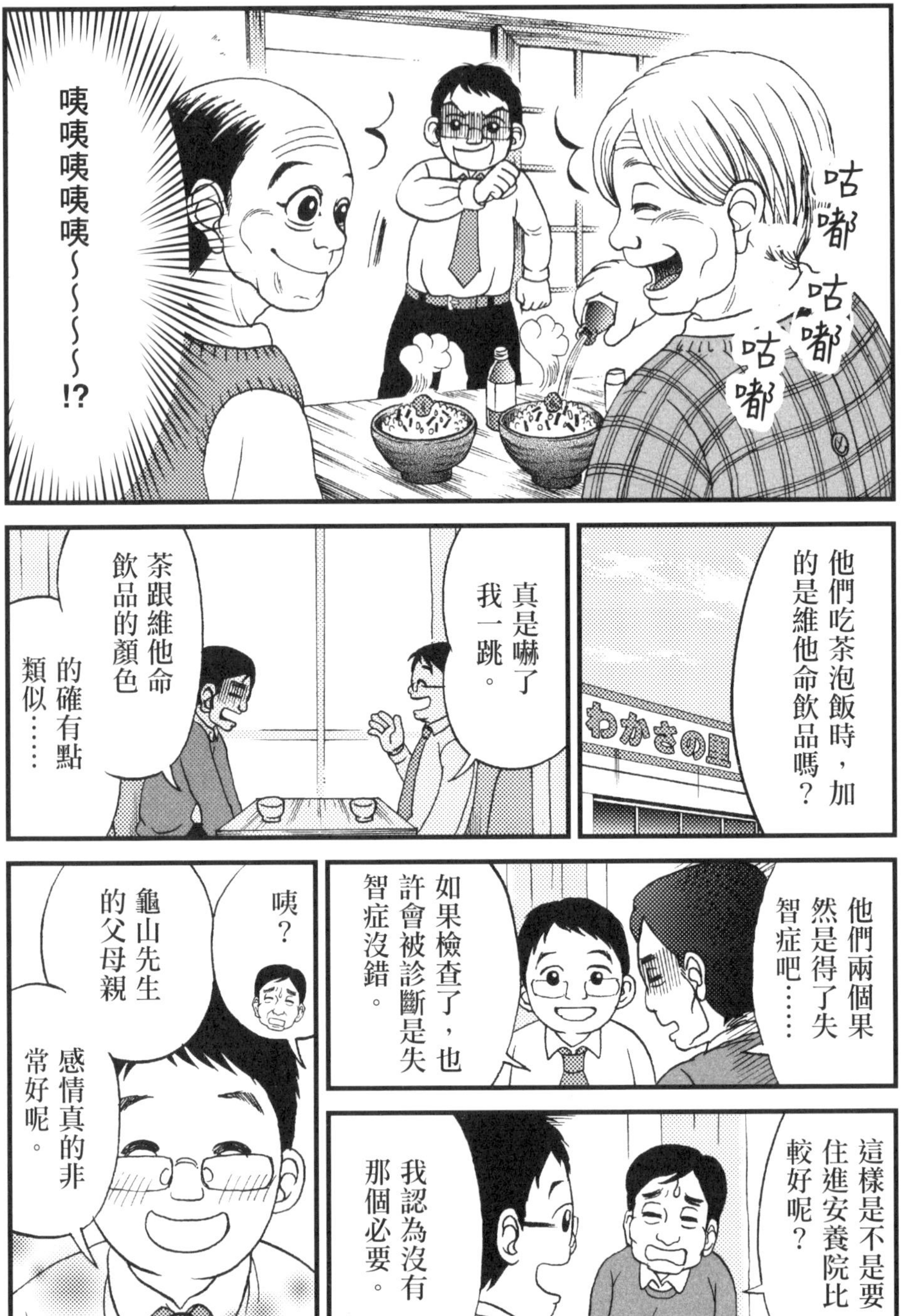
咕嘟
咕嘟
咕嘟
咦咦咦咦咦~~~~~!?
他們吃茶泡飯時，加的是維他命飲品嗎？
わかさの
真是嚇了我一跳。
茶跟維他命飲品的顏色
的確有點類似……
他們兩個果然是得了失智症吧……
如果檢查了，也許會被診斷是失智症沒錯。
這樣是不是要住進安養院比較好呢？
我認為沒有那個必要。
咦？
龜山先生的父母親
感情真的非常好呢。

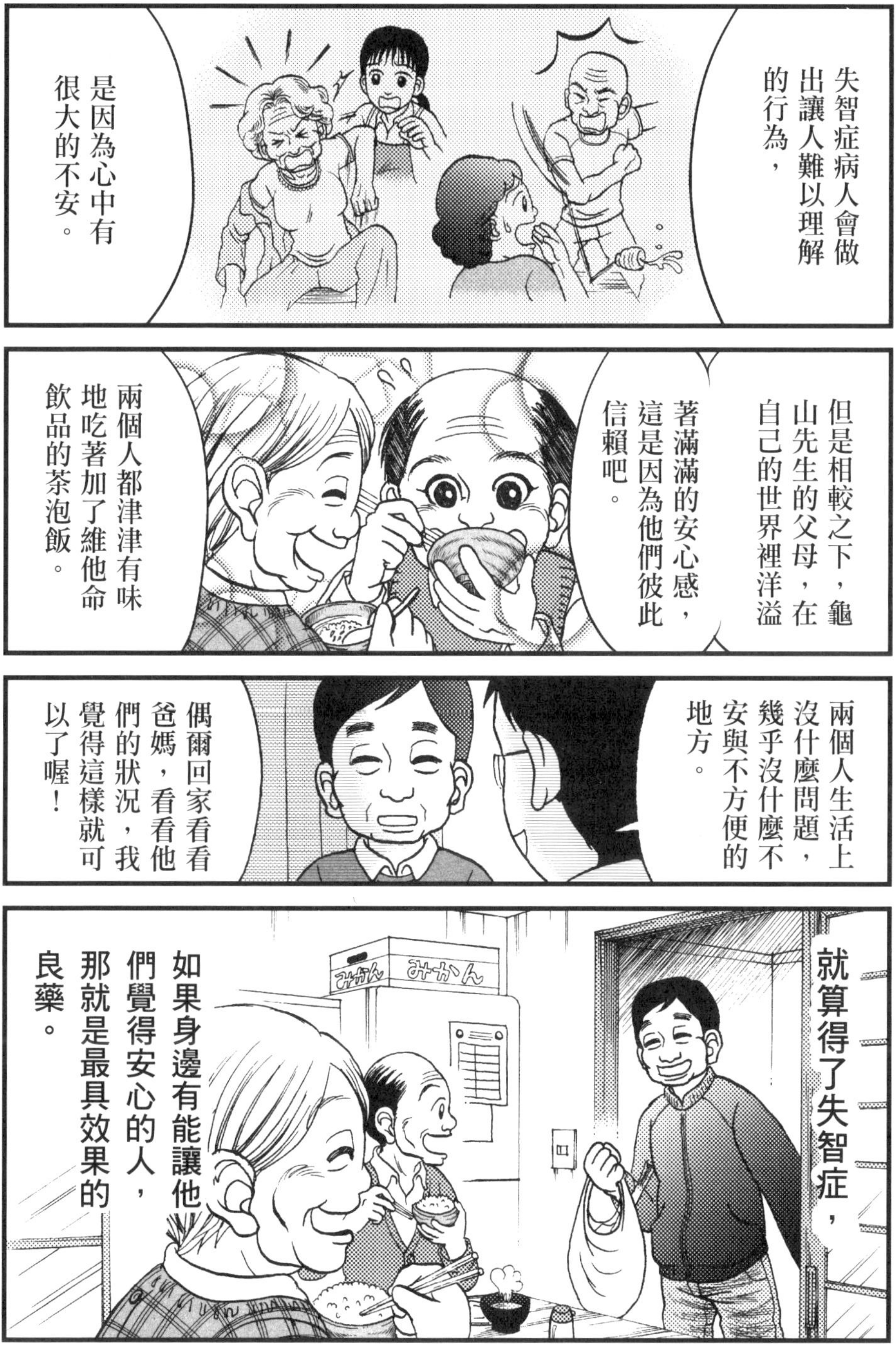
失智症病人會做出讓人難以理解的行為，
是因為心中有很大的不安。
但是相較之下，龜山先生的父母，在自己的世界裡洋溢著滿滿的安心感，這是因為他們彼此信賴吧。
兩個人都津津有味地吃著加了維他命飲品的茶泡飯。
兩個人生活上沒什麼問題，幾乎沒什麼不安與不方便的地方。
偶爾回家看看爸媽，看看他們的狀況，我覺得這樣就可以了喔！
就算得了失智症，
みかん
みかん
如果身邊有能讓他們覺得安心的人，那就是最具效果的良藥。

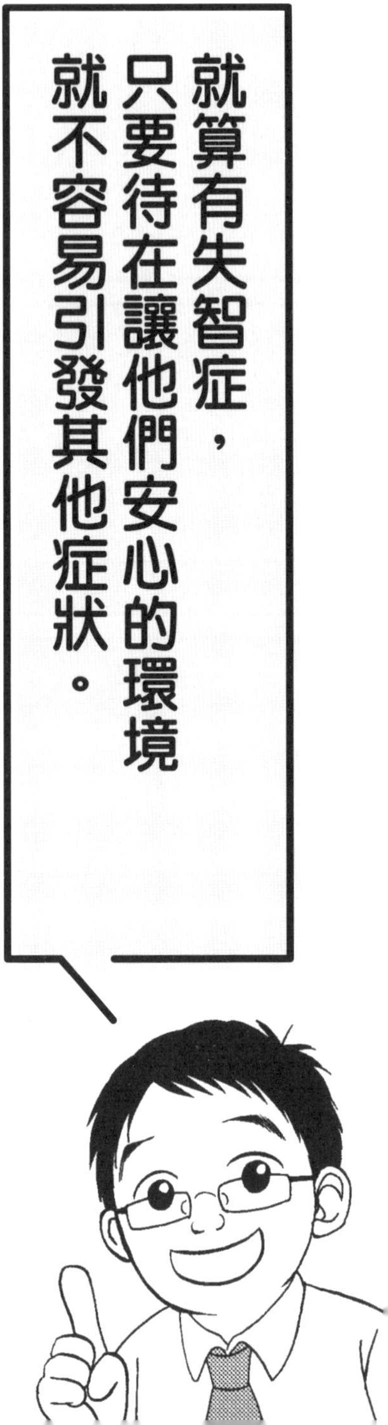
就算有失智症，
只要待在讓他們安心的環境
就不容易引發其他症狀。

失智症的症狀可以大略分成兩個類型，分別是核心症狀與周邊症狀。核心症狀是因為腦部萎縮而引起的症狀，例如記憶障礙、定向感障礙、失語、失去計算能力、理解力和判斷力下降等。周邊症狀則像是徘徊、言語暴力、肢體暴力、妄想、抗拒協助等，這些是因為受核心症狀影響，生活變得不自由才衍生出的症狀。周邊症狀會受到環境、人際關係以及病人的性格影響，此外，如果病人總是很不安、受到不當的對待，周邊症狀也會變得比較嚴重。

以龜山夫婦的案例來看，在冰箱堆積大量牛奶、忘記自己先前說過的話，這些確實都是記憶障礙會導致的行為。而且他們分不清楚綠茶與維他命飲料，直接用維他命飲料來做茶泡飯，如果接受檢查，有很高的可能性會被診斷為失智症。但是，因為夫妻之間互相信賴，能夠過著獨立自主的生活而不給附近鄰居帶來麻煩，所以還不算是問題。待在能讓自己感到安心的人身邊，過著自己喜歡、也非常習慣的生活，對他們兩人來說，維持這樣的現狀才是最好的安排。

在失智症的照顧中，最重要的就是增加讓病人感到安心的時刻。在心情放鬆的狀態下，就可以達到「安穩」的精神狀態，即使是失智症病人，也會變得不再出現惱人的周邊症狀，順利過活。龜山夫婦已經達到了安穩的狀態，而且看起來，他們能夠穩定地維持這種狀態。

如果在這個時間點入住安養院並採取治療，他們極有可能會因為不適應新生活而使失智症惡化。如果隨著病程進展，病人開始出現讓鄰居困擾的症狀，或者症狀可能危害他們的生命安全，屆時可以再次向社區整體支援照顧中心討論、思考合適的對策。在病人還能安心、獨立地生活時，身為家人可以做的，除了定期探望以外，還可以在發現他們買了過量的東西時，協助把不需要的處理掉。請以病人能夠安心生活為目標，為他們提供協助吧。

應對的要點

- 如果病人待在可以安心的環境，就不容易出現失智症的周邊症狀。
- 家屬能以讓病人自主生活為目標，在旁邊提供協助。

案例 8

拿擦桌子的抹布去擦地板，她到底在想什麼？

的場悅子女士（82歲）的狀況

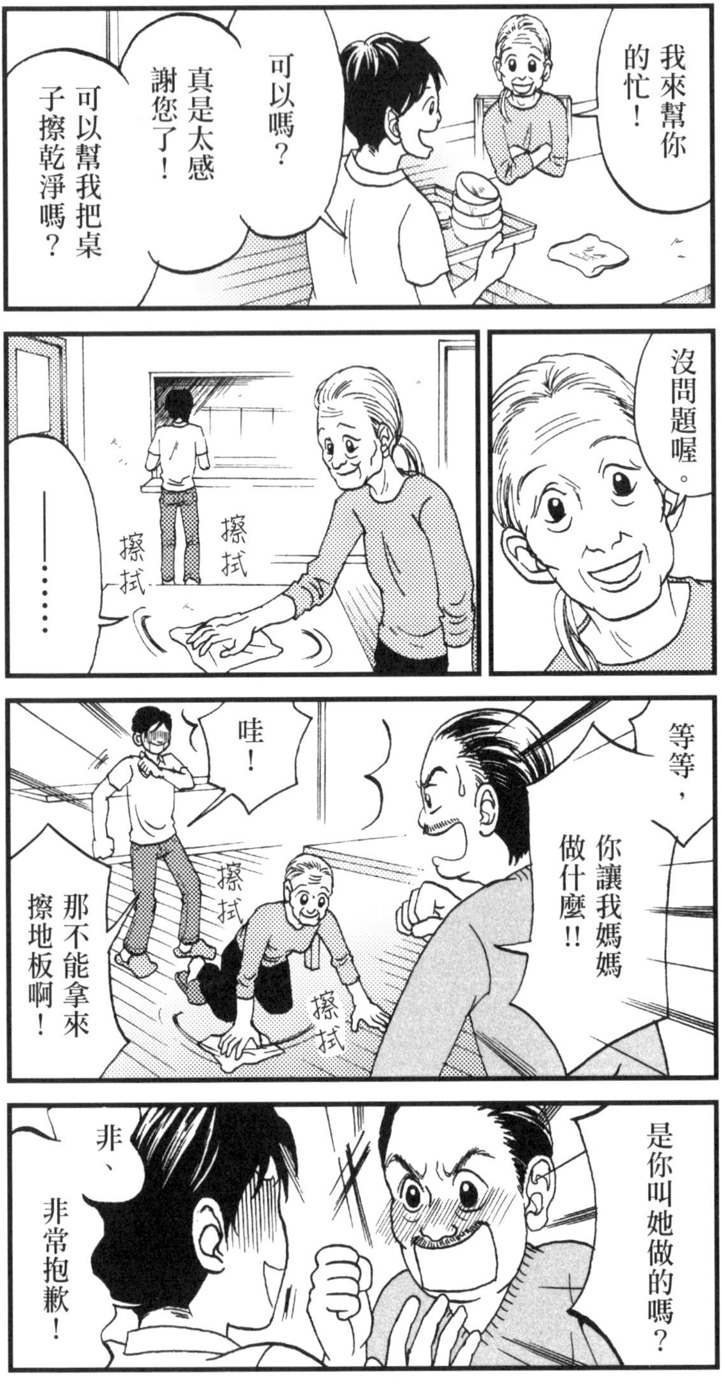
我來幫你的忙！
可以嗎？
真是太感謝您了！
可以幫我把桌子擦乾淨嗎？
沒問題喔。
擦拭
擦拭
……
等等，
你讓我媽媽做什麼!!
哇！
擦拭
擦拭
那不能拿來擦地板啊！
是你叫她做的嗎？
非、
非常抱歉！

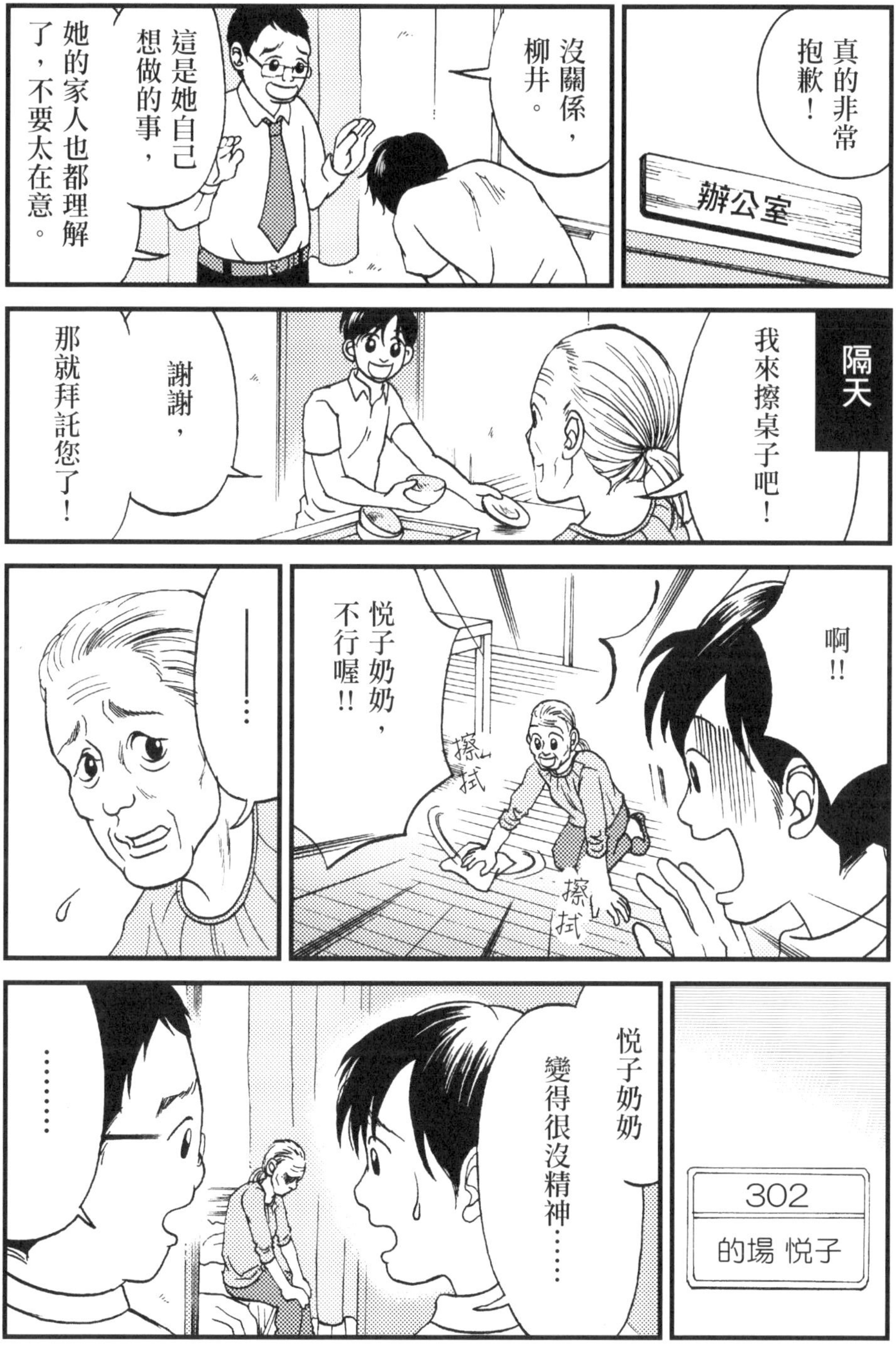

真的非常抱歉！
辦公室
沒關係，柳井。
這是她自己想做的事，
她的家人也都理解了，不要太在意。
隔天
我來擦桌子吧！
謝謝，
那就拜託您了！
啊!!
悦子奶奶，不行喔!!
擦拭
擦拭
——……
302
的場 悦子
悦子奶奶
變得很沒精神……
……

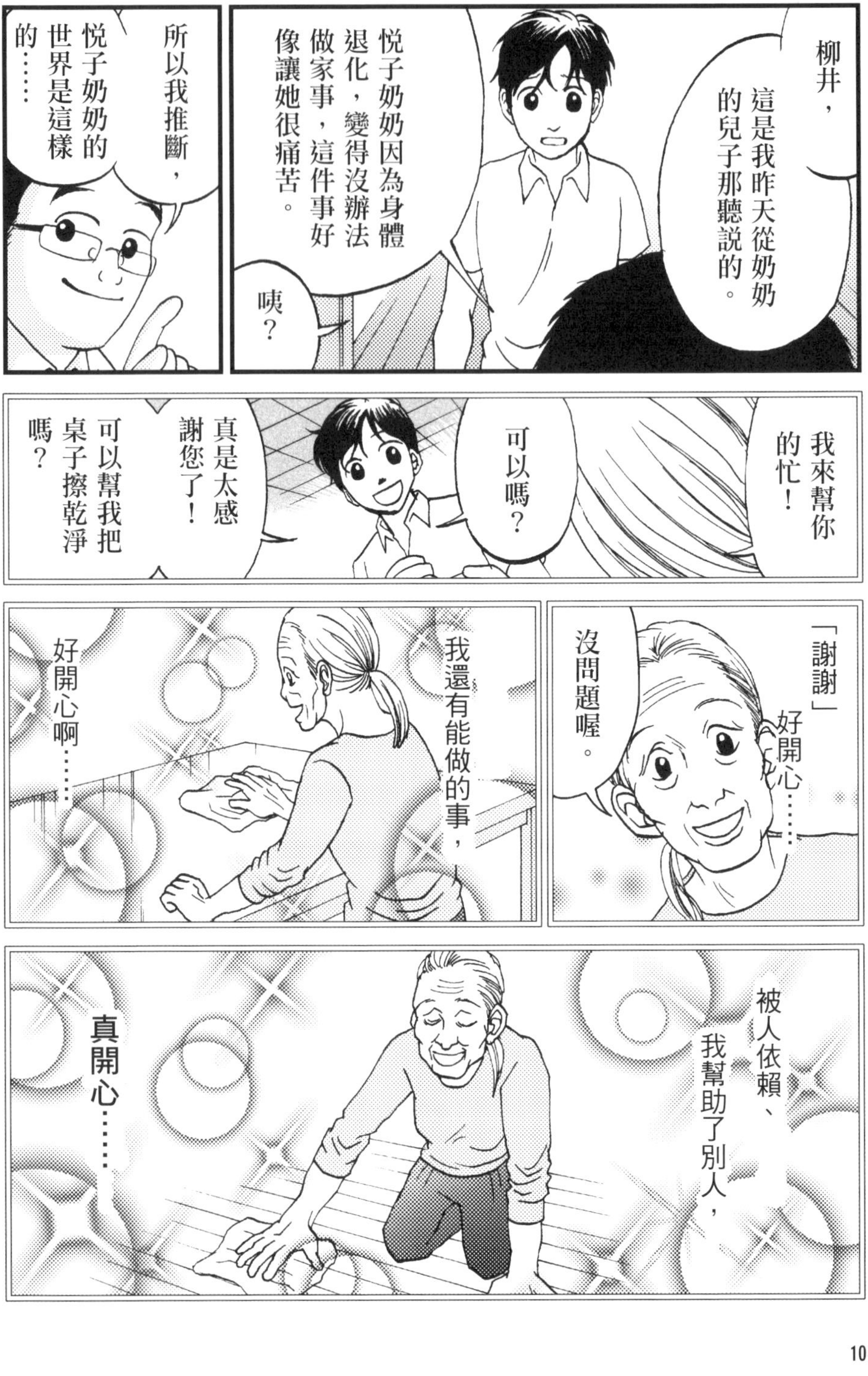
柳井，這是我昨天從奶奶的兒子那聽說的。
悅子奶奶因為身體退化，變得沒辦法做家事，這件事好像讓她很痛苦。
咦？
所以我推斷，悅子奶奶的世界是這樣的……
我來幫你的忙！
可以嗎？
真是太感謝您了！
可以幫我把桌子擦乾淨嗎？
「謝謝」
好開心……
沒問題喔。
我還有能做的事，
好開心啊……
被人依賴、
我幫助了別人，
真開心……

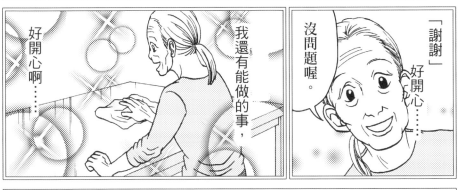

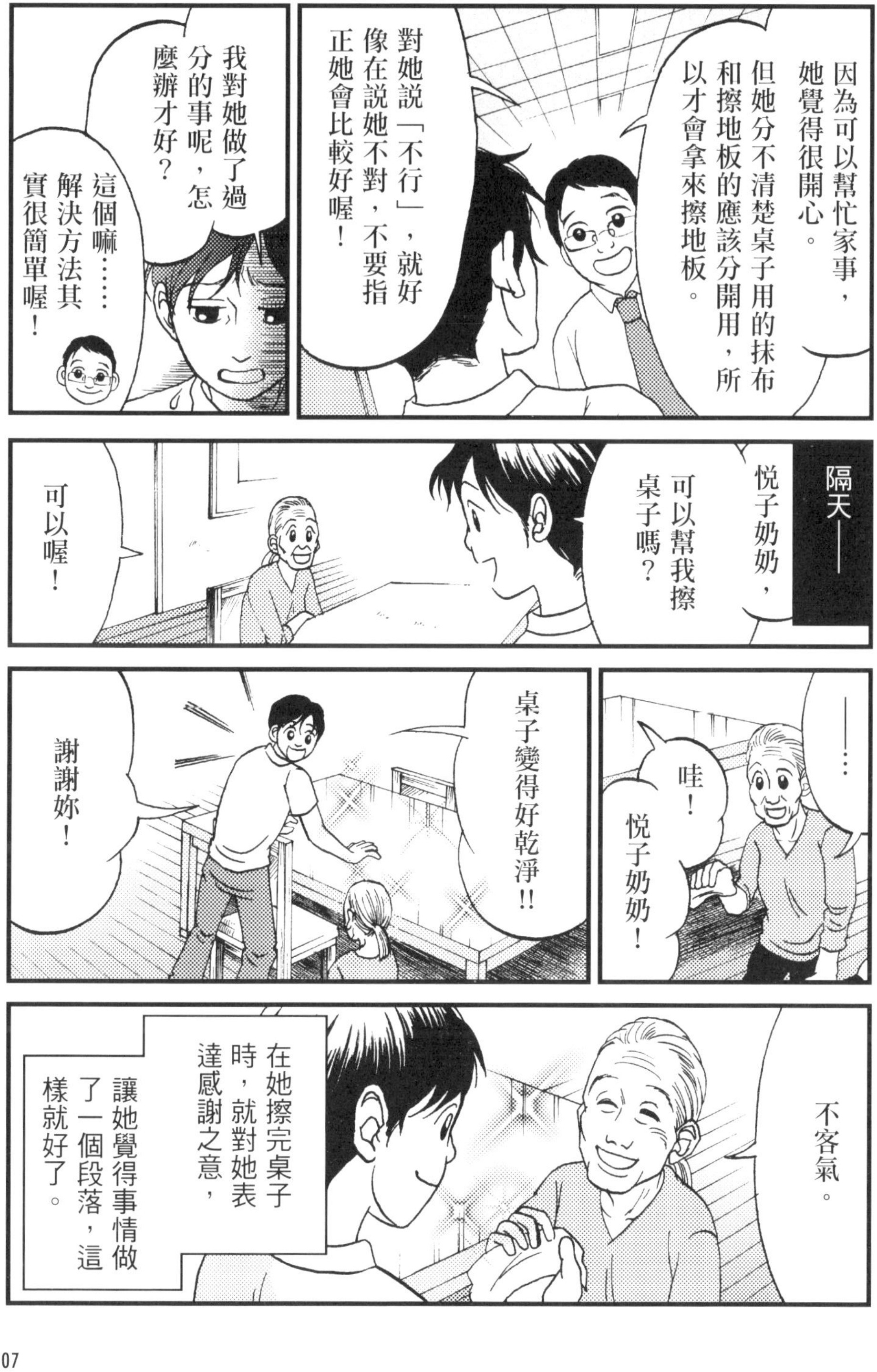
因為可以幫忙家事，她覺得很開心。
但她分不清楚桌子用的抹布和擦地板的應該分開用，所以才會拿來擦地板。
對她說「不行」，就好像在說她不對，不要指正她會比較好喔！
我對她做了過分的事呢，怎麼辦才好？
這個嘛……解決方法其實很簡單喔！
隔天——
悦子奶奶，可以幫我擦桌子嗎？
可以喔！
——…
哇！悦子奶奶！
桌子變得好乾淨!!
謝謝妳！
不客氣。
在她擦完桌子時，就對她表達感謝之意，
讓她覺得事情做了一個段落，這樣就好了。

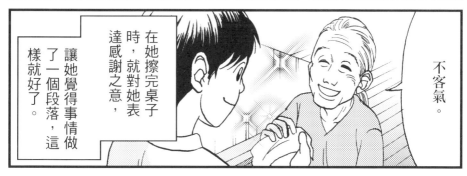

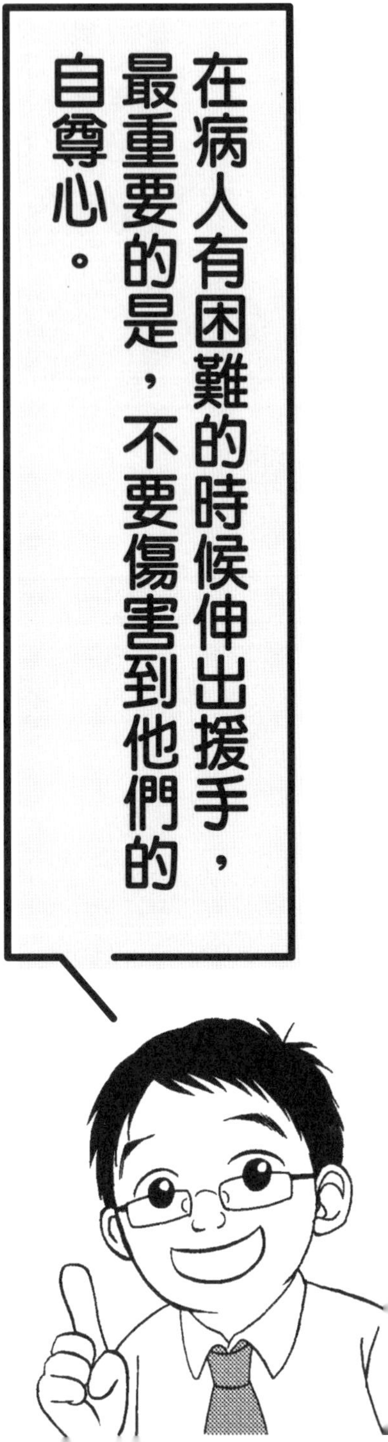
在病人有困難的時候伸出援手，最重要的是，不要傷害到他們的自尊心。

大部分的人都希望自己可以「直到人生最後都能保有自尊、獨立自主地生活」，但現實卻是，有愈來愈多人隨著年紀增長而沒辦法靠自己完成生活的大小事。失智症的病人不擅長記憶、判斷、注意、集中精神，很多事情對他們來說都困難重重，煮飯、洗衣服、打掃、購物，他們做這些家事時容易失敗，失敗發生的次數也愈來愈多。這時候，身邊的人就必須伸出援手。**一旦被確診為失智症，家人容易把他們當成「病人」對待，輕率地奪走了他們自主生活的機會。於是，病人會開始認為「自己已經沒什麼用處」，陷入失落感之中，想著「總有一天我就會變得什麼都不知道吧」，對未來只剩下不安的想像。這樣的內心狀態，其實是非常痛苦的。**而且，病人會帶著「自己沒問題」、「想要幫上忙」、「不想添麻煩」這些想法繼續努力。所以在照顧病人時，去體察到他們的心情，保護他們的自尊心，都是很重要的。

悅子奶奶雖然只被拜託擦桌子，卻連地板也一起擦了，恐怕就是因為她分不清楚「桌子用抹布」與「地板用抹布」的差別。所以，我們只要支援她有困難的部分就行了。在她擦完桌子時立刻對她說「謝謝」，這麼一來，她就不會再去擦地板，也能讓她的自尊心恢復。

照服員柳井在悅子奶奶擦地板時不小心用了指責的語氣，也因此讓悅子奶奶直接意識到自己失敗的地方，所以悅子奶奶才會悶悶不樂地坐在一旁煩惱。

在失智症病人共同生活的團體家屋，有些中心會讓入住者一起製作料理。失智症較嚴重的人雖然在料理時會有困難，但是工作人員為了讓病人能夠參與其中，會在他們身旁細心地出聲提醒。這樣的參與也讓病人保有自尊心。當然，我們必須時時注意是否可能發生事故，但當病人有困難時，請記住，我們只要在他們有困難時伸出援手，不需要完全限制他們。

應對的要點

- 不要完全限制他們做家事，在有困難的時候提供協助，讓病人做自己能夠做到的事。最重要的是讓他們保有自尊心。

案例
9

明明喜歡寫書法，爲什麼寫得淚流滿面？

遠山百合子（80歲）的狀況

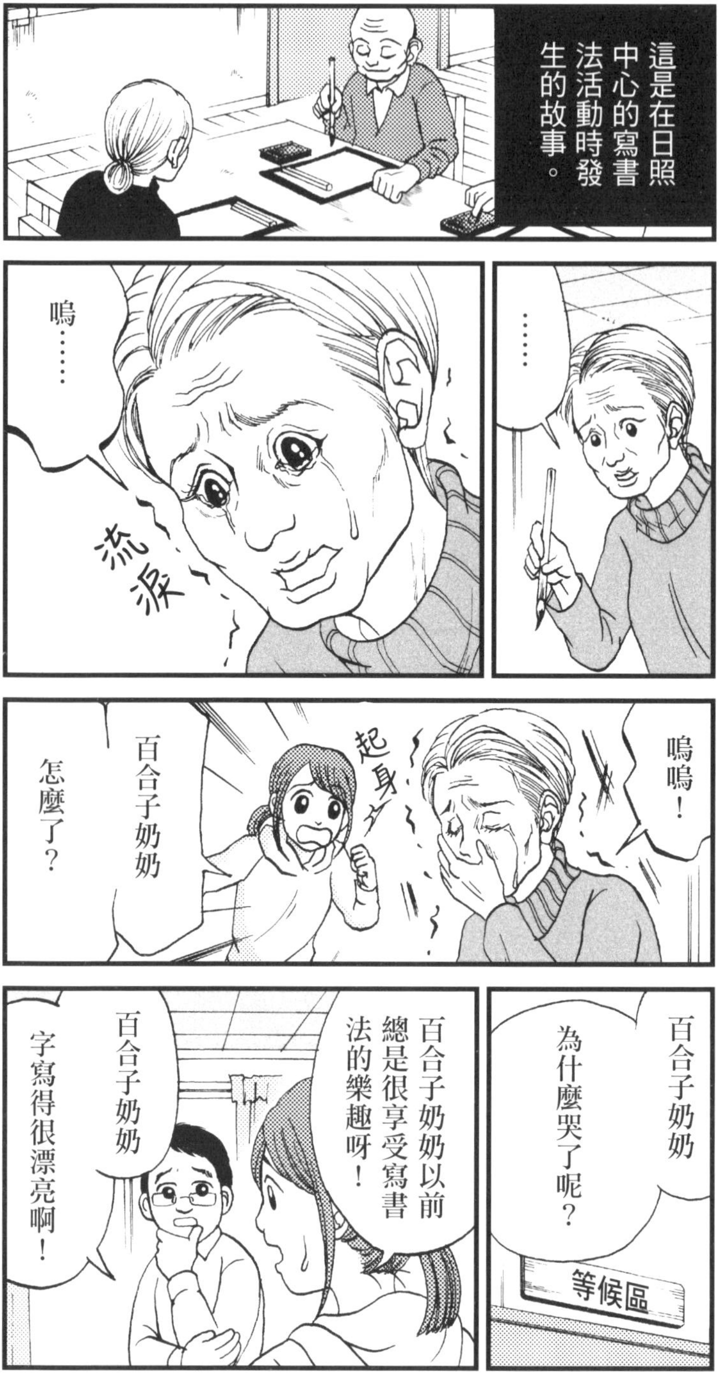

這是在日照中心的寫書法活動時發生的故事。
……
嗚……
流淚
嗚嗚！
起身
百合子奶奶
怎麼了？
百合子奶奶
為什麼哭了呢？
等候區
百合子奶奶以前總是很享受寫書法的樂趣呀！
百合子奶奶
字寫得很漂亮啊！

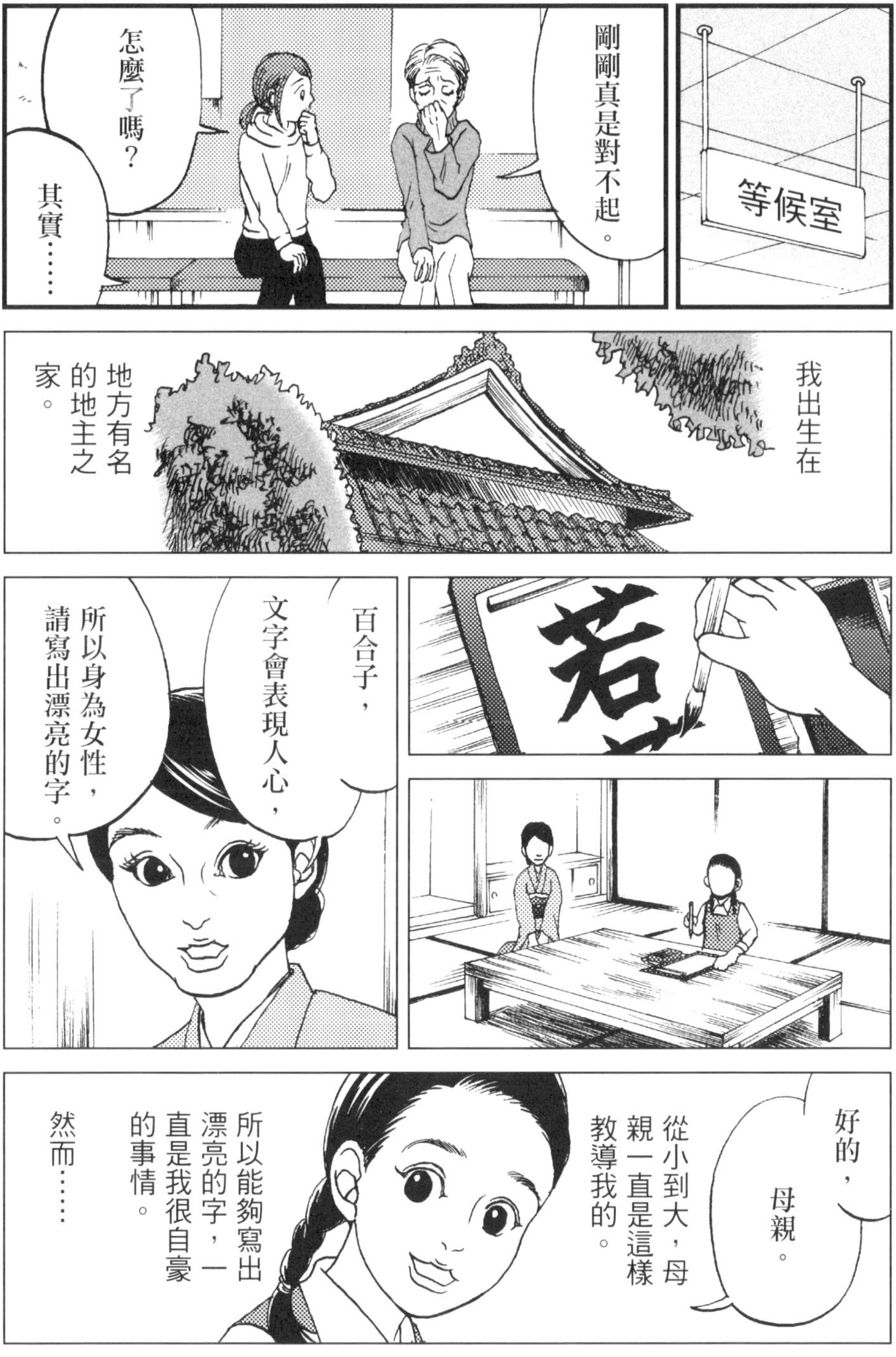
等候室
剛剛真是對不起。
怎麼了嗎？
其實……
我出生在
地方有名的地主之家。
若
百合子，
文字會表現人心，
所以身為女性，請寫出漂亮的字。
好的，母親。
從小到大，母親一直是這樣教導我的。
所以能夠寫出漂亮的字，一直是我很自豪的事情。
然而……

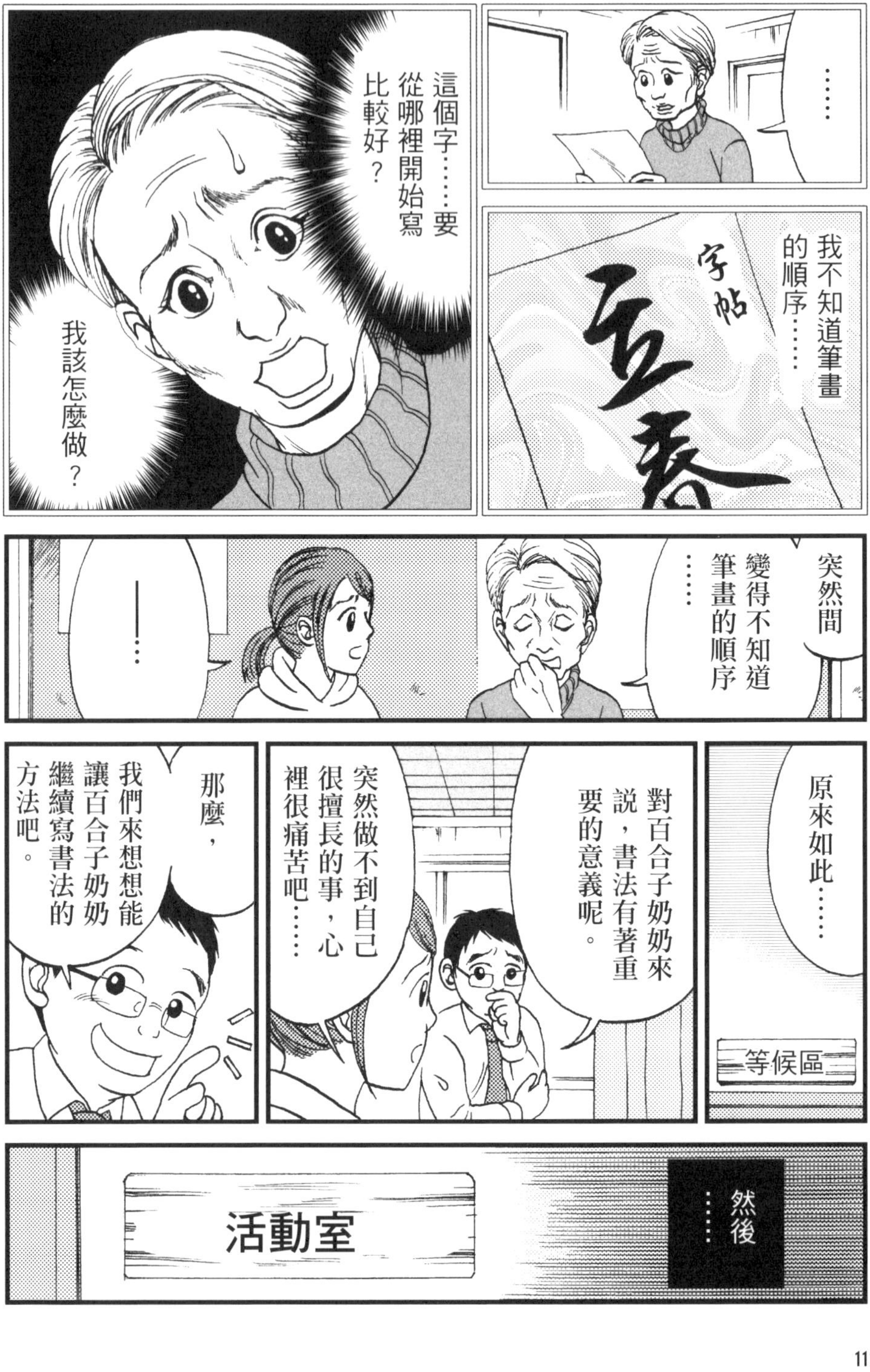
……
我不知道筆畫的順序……
字帖
這個字……要從哪裡開始寫比較好？
我該怎麼做？
突然間變得不知道筆畫的順序……
——……
原來如此……
等候區
對百合子奶奶來說，書法有著重要的意義呢。
突然做不到自己很擅長的事，心裡很痛苦吧……
那麼，我們來想想能讓百合子奶奶繼續寫書法的方法吧。
然後……
活動室

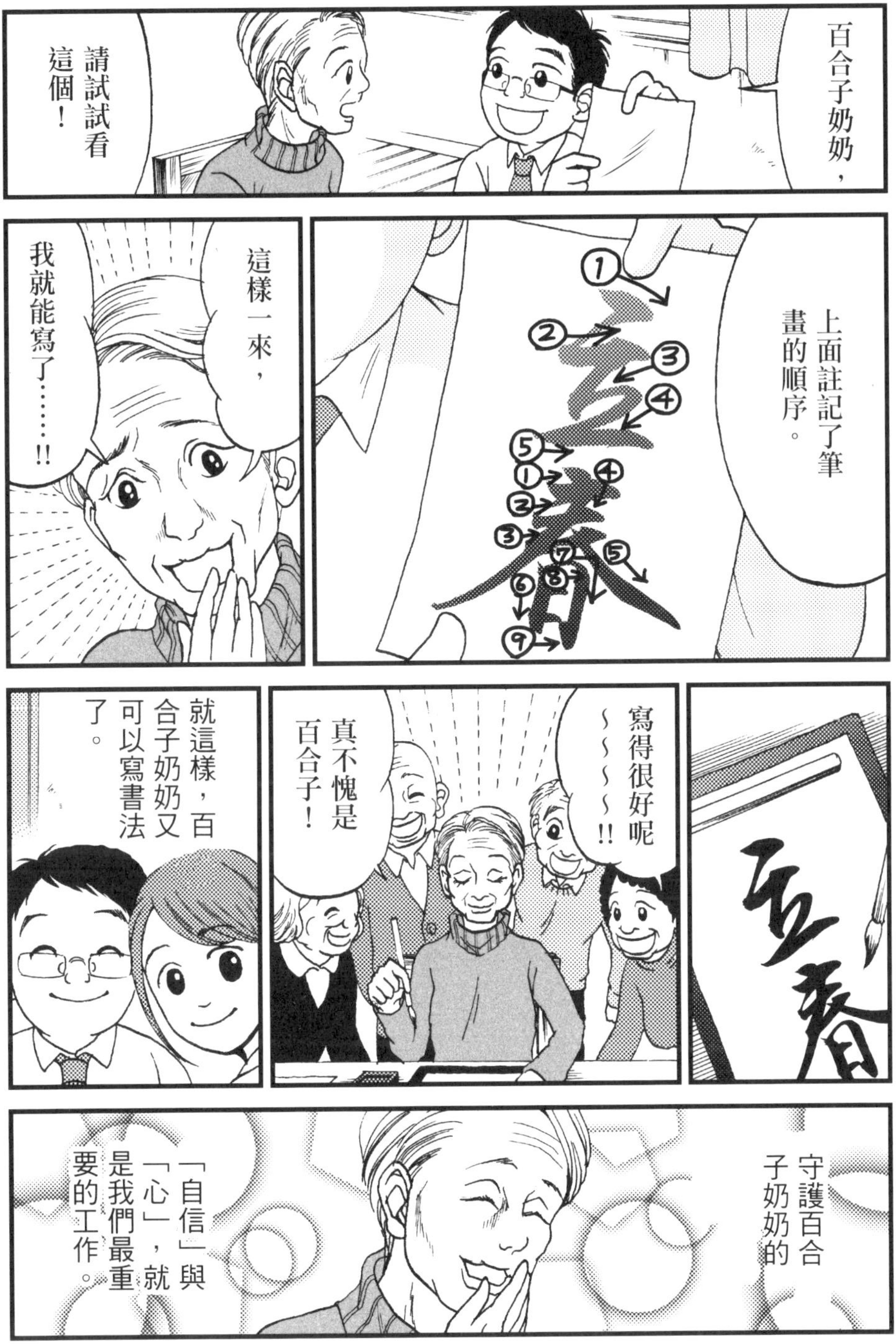
百合子奶奶，
請試試看這個！
上面註記了筆畫的順序。
這樣一來，
我就能寫了……!!
寫得很好呢~~~~!!
真不愧是百合子！
就這樣，百合子奶奶又可以寫書法了。
守護百合子奶奶的
「自信」與「心」，就是我們最重要的工作。

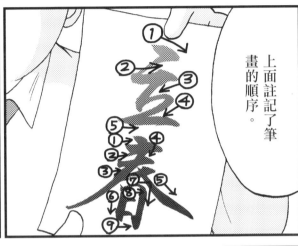

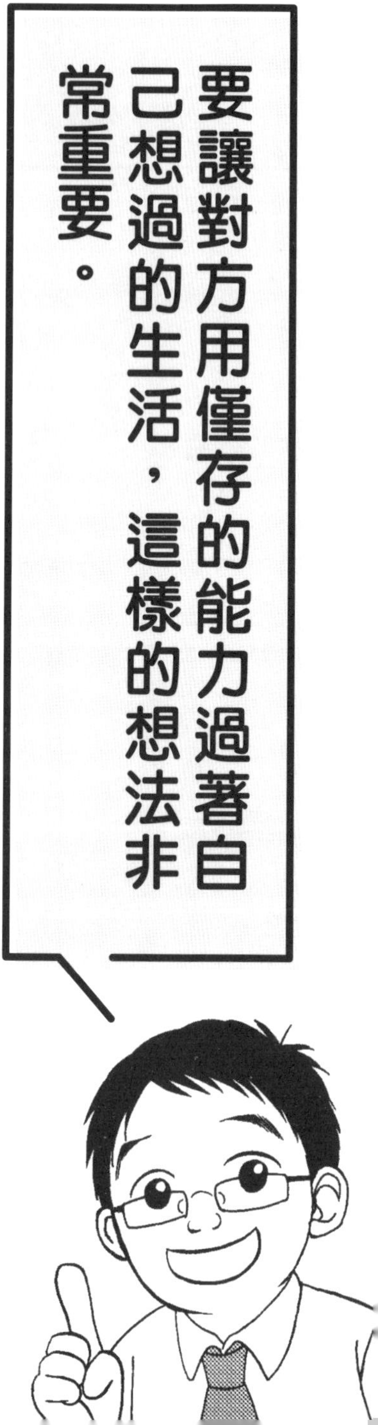
要讓對方用僅存的能力過著自己想過的生活，這樣的想法非常重要。

百合子奶奶因為被母親教導「文字就是人心的表現」，所以對百合子奶奶而言，寫出一手好字在她的人生中別具意義。正因如此，當她變得不知道怎麼寫字時，我們也不難想像讓她掉下眼淚的這股失落感有多強烈。明明不希望這樣的狀況發生，卻不得不面對變得沒辦法寫字的自己，這對百合子奶奶來說想必是相當大的打擊吧。搞不好她的內心會萌發「總有一天，我就變得什麼都做不到了」這樣的想法，並開始對未來懷抱著不安。

對百合子奶奶而言，書法與她的「自我」有很深的連結。專長、興趣、信念等，與一個人的人生觀、自我認同有著緊密的連結。如果這份「自我」被奪走了，人就會提不起勁，失智症的病程也可能加速惡化。

盡可能地讓病人發揮自己尚存的能力、讓病人活出自我，這在失智症的照顧當中非常重要。

百合子奶奶雖然在看著字帖時，不知道該怎麼下筆才好，但我猜她還沒喪失寫字的能力，所以想到只要幫她彌補有障礙的部分就好了，於是準備了標示好筆畫順序的字帖，結果成功讓百合子奶奶重拾了寫字的樂趣。

理想的照顧方式，是去了解病人的生活經歷、站在對方的立場，在對方有困難的時候伸出援手。為此，我們有時候需要靈活、有創造性的想像力。失智症病人會因為不擅長記憶或認不得位置、文字、人物等障礙而置身於不自由、不方便的狀態之中。但是，如果我們針對他們不擅長的地方提供適切的協助，失智症的周邊症狀也可能獲得驚人的改善，以前也真的有過這樣的案例。只要我們提供幫助，就可以守護失智症病人的自尊心，讓他們活出自我、過著豐富的生活。

應對的要點

- 專長與信念，和個人的人生觀、自尊心有強烈的連結。
- 如果能針對病人不擅長的地方，適當提供幫助，就能讓病人活出自我、過著豐富的生活。

案例
10

川畑先生為什麼因為一句「好久不見」哭了？

松本昭子女士（93歲）的狀況

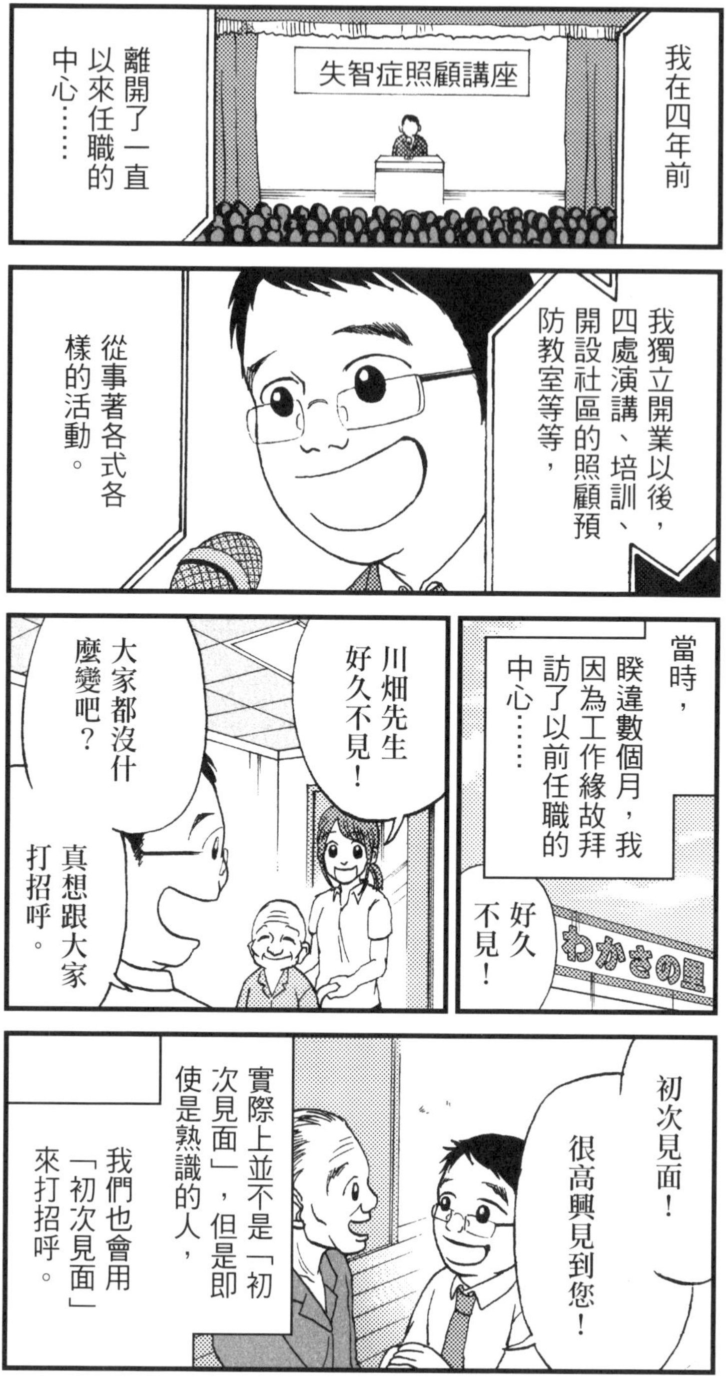
我在四年前
失智症照顧講座
離開了一直以來任職的中心……
我獨立開業以後，四處演講、培訓、開設社區的照顧預防教室等等，
從事著各式各樣的活動。
當時，睽違數個月，我因為工作緣故拜訪了以前任職的中心……
好久不見！
川畑先生好久不見！
大家都沒什麼變吧？
真想跟大家打招呼。
初次見面！
很高興見到您！
實際上並不是「初次見面」，但是即使是熟識的人，
我們也會用「初次見面」來打招呼。

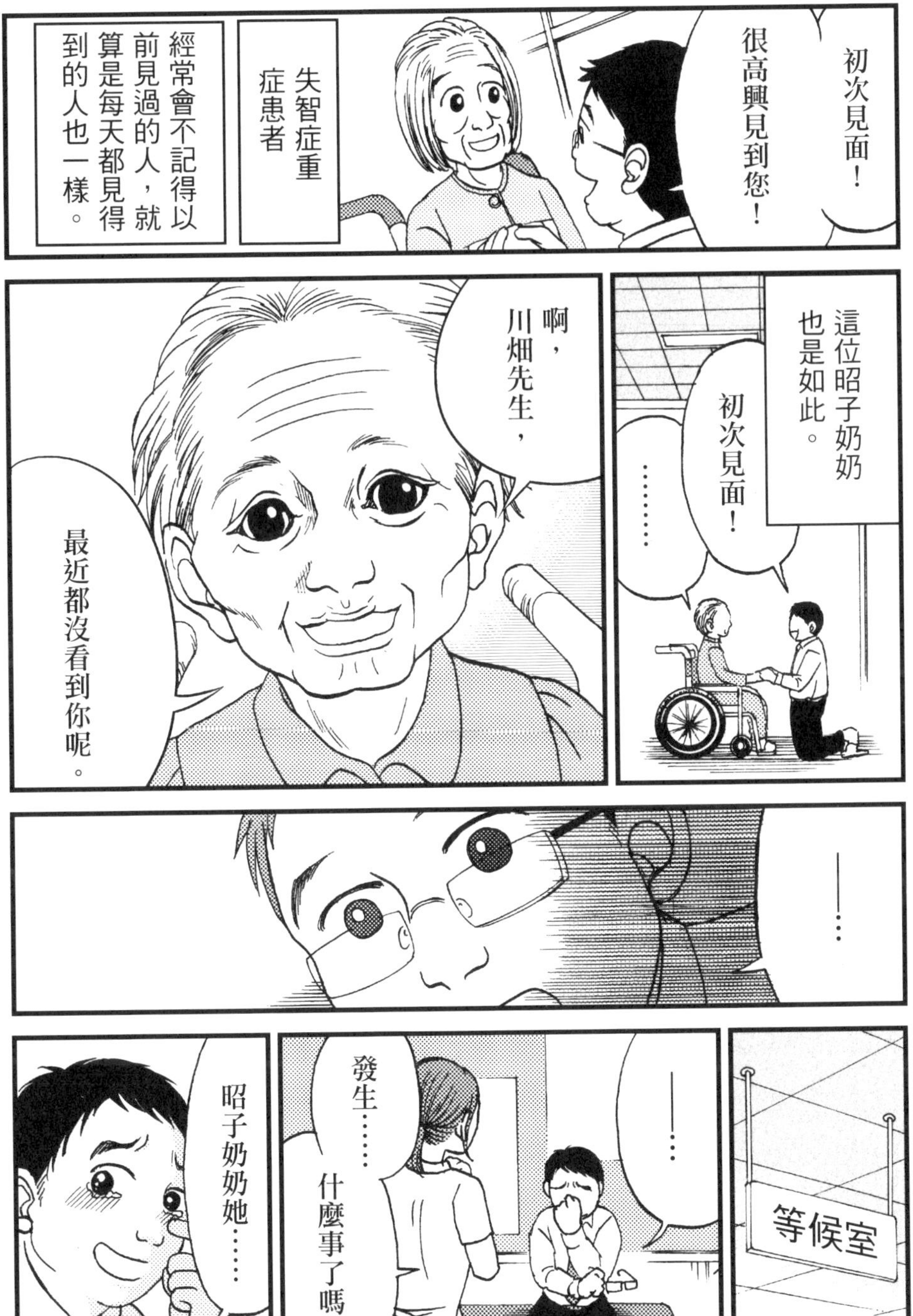
初次見面！
很高興見到您！
失智症重症患者
經常會不記得以前見過的人，就算是每天都見得到的人也一樣。
這位昭子奶奶也是如此。
初次見面！
……
啊，川畑先生，
最近都沒看到你呢。
——……
等候室
——……
發生……
什麼事了嗎？
昭子奶奶她……

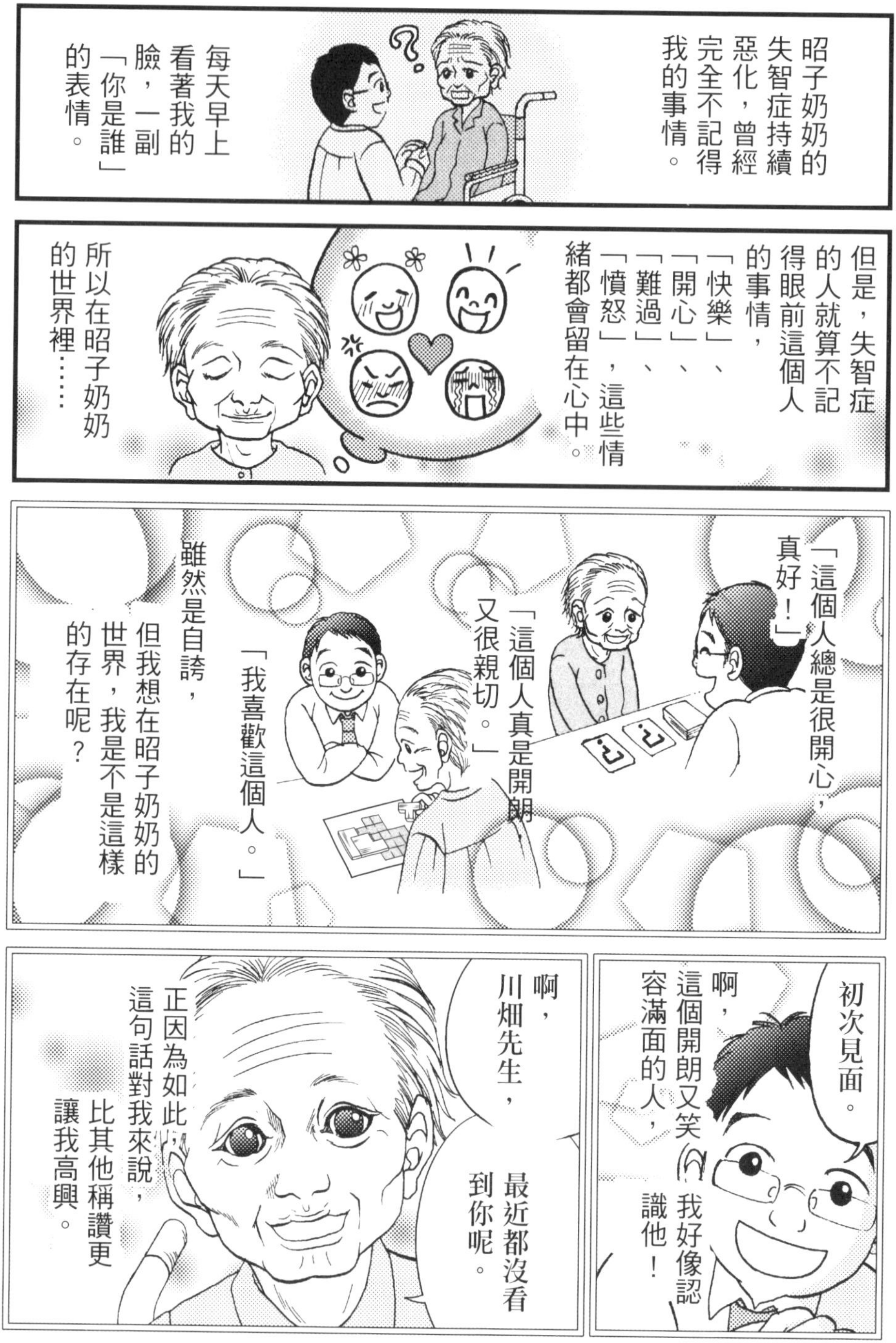
昭子奶奶的失智症持續惡化，曾經完全不記得我的事情。
每天早上看著我的臉，一副「你是誰」的表情。
但是，失智症的人就算不記得眼前這個人的事情，
「快樂」、「開心」、「難過」、「憤怒」，這些情緒都會留在心中。
所以在昭子奶奶的世界裡……
「這個人總是很開心，真好！」
「這個人真是開朗又很親切。」
「我喜歡這個人。」
雖然是自誇，
但我想在昭子奶奶的世界，我是不是這樣的存在呢？
初次見面。
啊，這個開朗又笑容滿面的人，我好像認識他！
啊，川畑先生，
最近都沒看到你呢。
正因為如此，這句話對我來說，比其他稱讚更讓我高興。

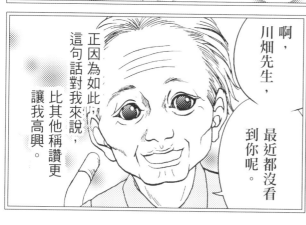

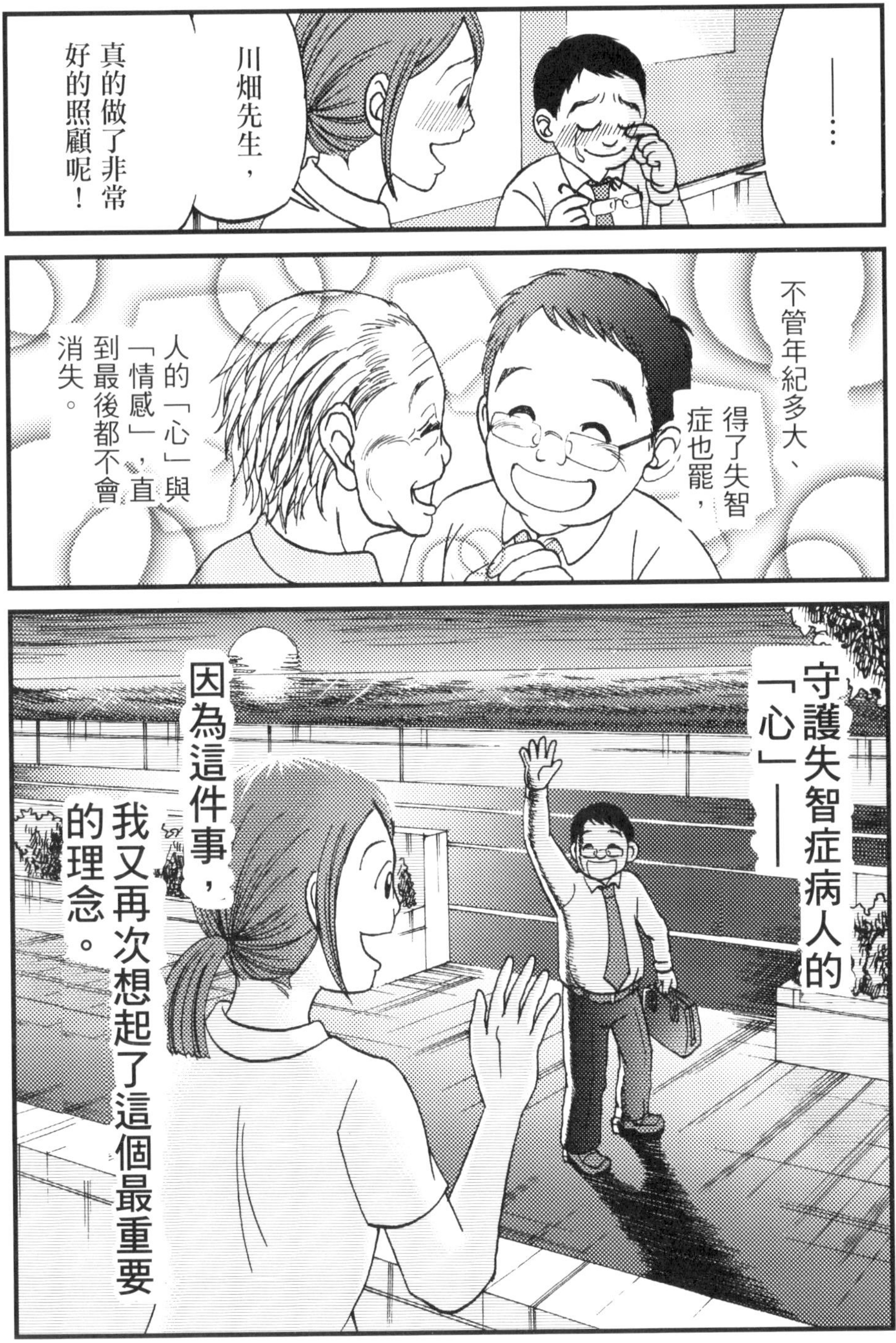

——……
川畑先生，
真的做了非常
好的照顧呢！
不管年紀多大、
得了失智症也罷，
人的「心」與
「情感」，直
到最後都不會
消失。
守護失智症病人的
「心」——
因為這件事，
我又再次想起了這個最重要
的理念。

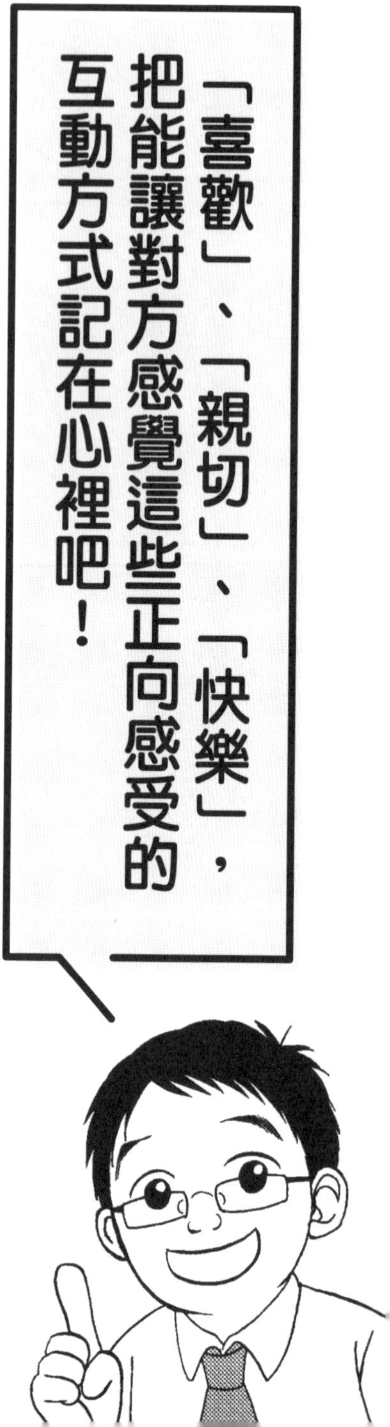
「喜歡」、「親切」、「快樂」，把能讓對方感覺這些正向感受的互動方式記在心裡吧！

隨著失智症的症狀惡化，病人會變得難以記憶東西，即便是剛說過的事情也會立刻忘記。因此，在跟失智症症狀變得嚴重的病人對話時，會希望照顧者可以在每天跟病人碰面時，帶著跟他攀談的心情，用「初次見面」來打招呼。照顧中心的照服員自然不用提，病人的家人、朋友也請一定要這麼做。

不過，失智症就算變得嚴重，病人最後還是會保有記憶——「情緒記憶」。情緒記憶是以喜怒哀樂、喜歡、討厭這些感受為基礎的記憶。病人在與他人對話時，就算忘記對方的臉和名字，他們仍會記得與這個人互動時的感受。就算記憶力退化，他們對感受仍然敏感，甚至有些人變得比以前更加敏感。也就是說，不管年紀多大，不管失智症多麼嚴重，感知事物的心仍會一直存在。

所以在跟失智症的人對話時，「高興」、「快樂」、「喜歡」、「親切」等，讓病人有這些正向的感受非常重要。

具體的方法有①直視對方眼睛，讓對方意識到你的存在，②保持讓人安心的笑臉，③適度碰觸對方的手，④稱讚對方的長處，⑤為了讓對方容易理解，在說話時多比手畫腳。這些方法的效果很好。如果能讓病人覺得「這個人很親切」、「這個人會接納我」、「這個人值得信任」，這些感受會愈來愈容易留在他們心中，你也會自然而然地與病人有良好的溝通。

相反地，如果總是斥責病人、放著他們不管，留給他們不愉快的印象，溝通就很難好好進行。在這個案例的昭子奶奶，儘管失智症已經變得非常嚴重，但還是記得我的存在，這不就是我還留在她心中的證據嗎？

對我來說，被記住就像是獲得了勳章，是非常值得誇耀的事。

應對的要點

- 就算失智症變嚴重，喜怒哀樂、喜歡、討厭這些感覺相關的「情緒記憶」，到最後都會留在病人心中。
- 「直視對方眼睛、讓對方意識到自己的存在」、「保持讓人安心的笑臉」、「適度的接觸」、「稱讚」、「對話時，也要重視肢體動作」，請把這些互動方法記在心中。

專欄 2

使症狀惡化的四個負向進程

「不問別人就不知道」、「我是不是已經講過同樣的話了呢？」因為失智症而變得健忘的病人，總是懷著這些想法惴惴不安。如果我們用斥責的語氣回應病人，例如「這不是說過很多次了嗎？」、「之前也說過了吧！」或用敷衍的語氣隨便應付，失智症病人的不安就會一直存在，無法消解。當心中的「**不安**」持續留存，病人會累積「**不滿**」，不久後心裡開始產生「**不信任**」，最終演變成「**不穩定**」。在情緒「不穩定」的狀態下，病人會經常拒絕照顧者的協助，也可能出現言語、肢體的暴力行為。這時候，病人雖然可以靠使精神安定的藥物冷靜下來，但是這些藥物也會影響身體，反而更容易助長症狀的推進，使病人狀態更加混亂。

周邊症狀的負向進程可以分成四個階段，分別是「不安↓不滿↓不信任↓不穩定」。如果病人經歷了這四個負向進程，症狀就會愈來愈惡化。

我想說的是，「不安↓不滿↓不信任↓不穩定」這四個進程，只有「不安」是從病人內心發動的。有時候，反而因為照顧者和家屬在病人的身邊，才推動了負向的進程，讓病人往

症狀惡化的進程

不安 ▶ 不滿 ▶ 不信任 ▶ 不穩定

症狀回復的進程

放心 ▶ 安心 ▶ 安定 ▶ 安穩

「不滿→不信任→不穩定」前進。因為家人與照顧者的不當應對，使得病人周邊症狀變得嚴重的例子不在少數。

症狀的惡化其實都是病人內心那股強大不安感的表現。正因如此，用適當的照顧與應對來消除病人心中的不安，這點真的非常重要。即使得了失智症，只要能夠掃除他們日常生活中的不安，就能夠讓負向進程停止。沒有了不安，也就不會繼續往前到「不滿→不信任→不穩定」的階段。

要消解病人的不安，我們必須在生活中打造可以使他們放鬆、讓他們「**放心**」的片刻。一旦「放心」的片刻增加了，病人就愈來愈「**安心**」，當這份安心感穩固了，他們就變得「**安定**」，最終達到「**安穩**」的狀態。這麼一來，失智症病人也能過著風平浪靜的平穩生活，更防止了周邊症狀的發生。

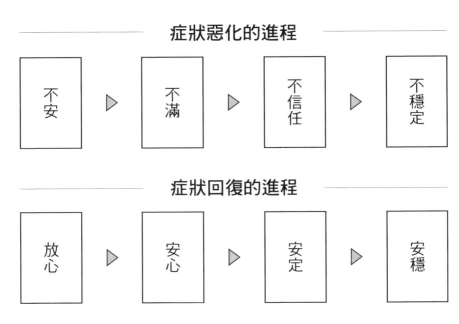

專欄3

讓人安心的「打招呼」與「對話」要點

不論失智症再怎麼惡化，病人的「情緒記憶」與「長期記憶」仍會一直留存。長期記憶就是我們年輕時的記憶，就像我們每個人都會記得小學與同學一起發生過的事情。情緒記憶則像本書一二〇頁所描述的，是以喜歡、討厭、快樂、無聊等感受為基礎的記憶。認識到這兩種記憶，我們就知道在與失智症病人溝通時，最重要的就是，盡可能活用他們的「長期記憶」與「情緒記憶」。

跟失智症病人談話時，請一定要引出他們的安心感，讓他們覺得「這個人給我的感覺非常好」、「這個人很讓人安心」。關於跟病人對話的方式，可以分成「使病人安心、有好感的對話」和「使病人不安、沒有好感的對話」兩種，為了方便記住，我們將這兩種對話方式都歸納出了五個要點，並各用一句話來說明：**帶來好感的說話方式有①溫柔、豐富的表情、②配合他們的視線高度、③豐富的肢體語言、④誇張的表現方式、⑤緩慢的語調。而讓病人感覺不佳的說話方式則是①生氣時臉上表情嚴肅、②帶著輕蔑的視線、③說話大聲、語氣很重、④用「不對」、「不行」否定他們、⑤語速快且滔滔不絕……等。**

跟病人對話時，配合對方的心情選擇用字遣詞也很重要，例如「是不是想睡了？」、「是不是腰痛呢？」、「口會不會渴呢？」訣竅就是要盡量具體描述出他們的狀況。「還好嗎？」這樣的問法實在不夠明確，反而會讓病人煩惱自己「是不是哪裡有問題呢？」並陷入不安，所以不建議這麼做。

與失智症病人聊天時，建議可以談論這五大話題：過去或家人的事情、天氣、過去的辛苦經驗、與健康有關的事情，以及他們的孩子。如果能熟練運用這幾個話題，你就可以自然而然地與病人相談甚歡。特別是在談論過去的事情時，會喚起他們的長期記憶，所以效果非常好。

另外，在談到辛苦經驗時，不可以讓話題導向悲傷與痛苦，而是要樂觀地聆聽，並選擇較為正向的部分延續話題。

請以上面這些話題為基礎，在跟病人對話時，把這些應對的要點記在心上吧。

●說話時的五個要點

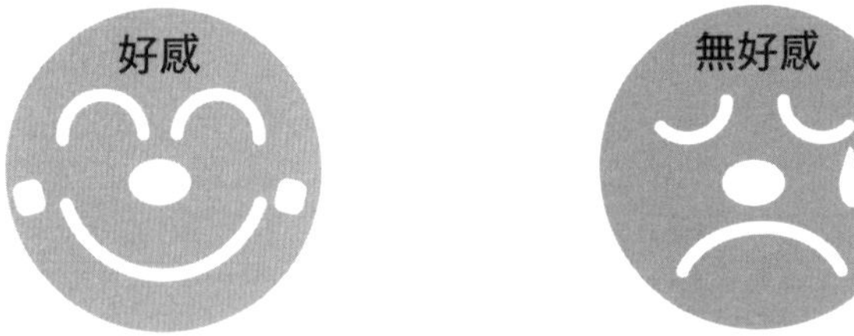

好感	無好感
①溫柔、豐富的表情	①生氣時臉上表情嚴肅
②配合他們的視線高度	②帶著輕蔑的視線
③豐富的肢體語言	③說話大聲、語氣很重
④誇張的表現方式	④用「不對」、「不行」否定他們
⑤緩慢的語調	⑤語速快且滔滔不絕

後記

「失智症」一詞的「失智」二字，指的是病人失去認知事物的能力。綜觀全世界，失智症的患者人數正在急速增加，據說，現在每三點二秒，就有一人得到失智症。可以預想到在將來，不只急速高齡化的日本，世界各處都將面臨失智症的問題。

就像本書所描述的，要讀懂失智症病人的內心，我們必須讓自己的想法在失智症的世界裡奔馳，而想像力是不可或缺的。但可惜的是，在失智症照護與治療當中，實際上有這個觀念的人非常少。我們對失智症所知甚少，我忍不住會想，我們以為失智症病人沒有認知能力，但事實上，我們才是對於「失智症」沒有認知能力的一方。

講起失智症，大家一般都認為這是讓人變得連家人都認不得、「帶給人不幸的病」。如果膝蓋痛、腰痛，走路就會有困難；如果白內障惡化，閱讀報紙與書上的文字就會有障礙。只要是生病都會帶來痛苦與煩惱，但卻只有失智症會讓人直接聯想到不幸。或許雜誌與媒體對失智症的相關報導，也是造成這個刻板印象的原因之一。

但是實際上，被確診失智症並不是馬上就會變得什麼都不知道。而是會依據腦部出現障礙的部位，變得「記不清楚」、「難以掌握位置和距離的遠近」等，進而在生活中許多時刻遇到障礙，也產生各式各樣的不方便。如果能在他們遇到障礙與不方便時提供幫助，失智症病人就不再是不幸的，而且有可能照自己喜歡的方式走到人生的最後一刻。

為了預防失智症的惡化，許多藥物正在研發當中。但我們還是相信，讓失智症病人感到安心的應對方式，能夠更貼近病人內心的「人藥」，才是治療失智症最有效的處方。

Re學股份公司　代表董事　物理治療師
川畑智

國家圖書館出版品預行編目 (CIP) 資料

漫畫讀懂如何跟失智者零障礙溝通：了解失智者怎麼看世界，就知道該怎麼與他相處 / 川畑智著；淺田亞瑟繪；汪佳穎譯. -- 初版. -- 臺北市：如果出版：大雁出版基地發行，2021.01
面； 公分
譯自：マンガでわかる 認知症 の人の心の中が見える本
ISBN 978-957-8567-78-8(平裝)
1. 老年失智症 2. 健康照護
415.9341　　109020722

漫畫讀懂如何跟失智者零障礙溝通：

了解失智者怎麼看世界，就知道該怎麼與他相處

マンガでわかる　認知症の人の心の中が見える本

作　　者 —— 川畑智
繪　　者 —— 淺田亞瑟
譯　　者 —— 汪佳穎
封面設計 —— 萬勝安
責任編輯 —— 鄭襄憶、朱彥蓉
業務發行 —— 王綬晨、邱紹溢、劉文雅
行銷企劃 —— 黃羿潔
副總編輯 —— 張海靜
總 編 輯 —— 王思迅
發 行 人 —— 蘇拾平
出　　版 —— 如果出版
發　　行 —— 大雁出版基地
地　　址 —— 231030新北市新店區北新路三段207-3號5樓
電　　話 ——（02）8913-1005
傳　　真 ——（02）8913-1056
讀者傳真服務 ——（02）8913-1056
讀者服務信箱 —— E-mail andbooks@andbooks.com.tw
劃撥帳號 19983379
戶　　名 —— 大雁文化事業股份有限公司
出版日期 —— 2021 年 1 月 初版
定　　價 —— 280 元
ISBN 978-957-8567-78-8

歡迎光臨大雁出版基地官網
www.andbooks.com.tw
訂閱電子報並填寫回函卡

如果